创新型素质教育精品教材

互联网+教育改革新理念教材

主审　丁建发

现场急救知识与技能

张立明　主编

中国人口出版社
China Population Publishing House
全国百佳出版单位

图书在版编目（CIP）数据

现场急救知识与技能 / 张立明主编 . -- 北京：中国人口出版社，2022.1
ISBN 978-7-5101-9180-0

Ⅰ . ①现… Ⅱ . ①张… Ⅲ . ①急救 - 教材 Ⅳ . ① R459.7

中国国家版本馆 CIP 数据核字（2023）第 015869 号

内容提要

现场急救是基本公共服务和应急保障的重要组成部分，也是关乎生命安全的重要民生问题。本书旨在通过普及急救知识，教授急救技能，帮助学生树立"人人学急救，急救为人人"的理念，提高个体的自我防护意识和自救互救技能。

全书共5个项目，分别为现场急救概述、现场急救的基本技能、常见突发疾病的现场急救、常见意外伤害的现场急救、常见传染病的应急处置与灾害事故的现场急救。为突出"以学生为中心"，强化"教、学、做"一体，本书采用"项目导向、任务驱动"的编写模式，并配有大量直观生动的全彩图片和微课视频，能帮助学生快速掌握现场急救的相关知识和技能。本书可作为各类院校健康素质教育和安全教育培训的教材。

现场急救知识与技能
XIANCHANG JIJIU ZHISHI YU JINENG

张立明　主编

责 任 编 辑	胡天焰	
美 术 编 辑	侯　峥	
责 任 印 制	林　鑫	
装 帧 设 计	北京金企鹅文化发展有限公司	
出 版 发 行	中国人口出版社	
印　　　刷	捷鹰印刷（天津）有限公司	
开　　　本	787mm×1092mm　1/16	
印　　　张	11.25	
字　　　数	219 千字	
版　　　次	2022 年 1 月第 1 版	
印　　　次	2022 年 1 月第 1 次印刷	
书　　　号	ISBN 978-7-5101-9180-0	
定　　　价	49.80 元	

电 子 信 箱	rkcbs@126.com
总编室电话	（010）83519392
发行部电话	（010）83510481
传　　　真	（010）83538190
地　　　址	北京市西城区广安门南街 80 号中加大厦
邮 政 编 码	100054

本书编委会

主　编　张立明

副主编　王珊珊　李　爽

　　　　杨　晔　李兵兵

主　审　丁建发

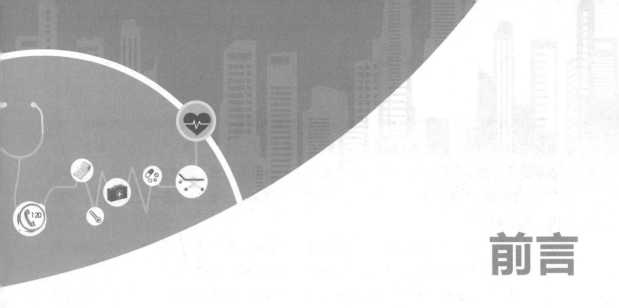

前言

2021年5月，教育部办公厅、中国红十字会总会办公室发布《关于进一步推进学校应急救护工作的通知》（以下简称《通知》）。《通知》指出，开展应急救护培训、普及应急救护知识技能是保护青少年生命健康的重要举措，是学校健康教育和青少年素质教育的重要内容。各地教育部门和红十字会要切实增强做好学校应急救护工作的责任感和紧迫感，要加强组织领导和工作协同，联合开展"救在身边·校园守护"行动，深入开展学校应急救护知识普及、救护技能培训、救护设施配置、救护服务阵地建设等工作。

鉴于此，我们经过深入调研、分析和讨论后，组织编写了《现场急救知识与技能》，旨在通过科学的体系、通俗的语言、生动的图片、丰富的活动，帮助学生提高自我防护意识和自救互救技能，引导学生树立"人人学急救，急救为人人"的理念，培养学生成为合格的现场急救"第一目击者"和自身健康守护者。

具体来说，本书具有以下几个方面的特色：

第一，立德树人，引航铸魂。党的二十大报告指出："育人的根本在于立德。"本书有机融入党的二十大精神，将知识传授、技能训练与价值引领有机融合，在知识和技能中隐性传递素质教育元素，以期做到"以文化人，以德育人"，从而实现"德技并修、知行合一"的育人目标。例如，项目首页设置素质目标，旨在引导学生培养"人道、博爱、奉献"的红十字精神，树立"关爱生命，'救'在身边"的应急救护意识；正文中穿插"急救前沿""急救零距离"等模块，旨在引导学生成为合格的急救"宣传员"和"推广员"，培养学生乐于施救、敢于施救、善于施救的急救精神。

第二，专业引领，校企联动。生命之重需要多方支撑，且急救知识具有较强的专业性和职业性，鉴于此，我们组织多位一线教师和急救专家协作编写本书。编写人员在编写时综合分析急救教育标准和学生的学习能力，充分考虑急救知识与技能的科学性、专业性和实用性，着重培养学生严谨科学、沉着冷静、处置果断的急救作风。

第三，全新理念，全新形式。为适应教育改革的需要，本书在编写时注重突出"以学生为中心"，重视学生的主体地位，突出"教、学、做"一体，并以此创新教学内容表现形式。全书采用"项目导向、任务驱动"的编写模式，每个项目设置"学习目标""项目检测""项目评价"，每个任务按照"任务导入→知识讲解→任务实施→任务评价"的形式展开。

学习目标：设置"知识目标""技能目标""素质目标"，旨在培养学生自主探究式学习，引导学生"学会学习"，帮助学生获得可持续发展的内在机制。

任务导入：设置热门资讯、典型案例等内容，激发学生的学习兴趣，同时通过提问引起学生的思考，使学生带着问题进行有针对性的学习。

知识讲解：以"必需、够用""通俗、实用"为原则进行知识讲解，同时穿插"急救小贴士""急救小助手""急救互动营""急救快车道"等模块，以帮助学生快速掌握相关知识和技能，并真正做到让学生在做中学、在学中做。

任务实施：对理论性较强的任务，设置写心得体会和调查、分析报告，制作海报、宣传册和宣传卡集等活动，考查学生对相关知识的掌握程度；对实践性较强的任务，设置情景模拟演练、志愿服务活动、急救知识培训、急救科普讲座等，让学生在实践中锻炼相关技能。

任务评价：根据任务实施内容科学设置评价标准，合理分配分值，通过自评、他评与师评相结合的方式，帮助学生明确自己的问题，进而有针对性地巩固练习。

项目检测：设置单项选择题、判断题和简答题，检测学生对相关知识的掌握情况，帮助学生查缺补漏，夯实基础。

项目评价：以自我评价与教师评价相结合的方式，从知识、能力和素质三方面评价学生的项目学习水平，既反映学生对知识与技能的掌握程度，又对学生的素质水平和学习过程进行一定的评价，从而帮助学生更好地认识自己，完善自己。

第四，立体教学，平台支撑。本书将"互联网+"思想融入教材。读者可以借助手机或其他移动设备扫描文中的二维码，获取各项目的微课视频和项目检测的答案，也可以登录文旌综合教育平台"文旌课堂"（www.wenjingketang.com）查看和下载本书的配套资源，如优质课件、教案等。

此外，本书还提供了在线题库，支持"教学作业，一键发布"，教师只需要通过微信或"文旌课堂"App扫描扉页二维码，即可迅速选题、一键发布、智能批改，并查看学生的作业分析报告，提高教学效率，提升教学体验；学生可在线完成作业，巩固所学知识，提高学习效率。

本书由丁建发担任主审，张立明担任主编，王珊珊、李爽、杨晔、李兵兵担任副主编。尽管我们在编写过程中精诚合作、尽心竭力，但因水平有限，书中难免有不妥之处，恳请各位读者给予批评指正，以便我们进一步修改、完善；此外，在本书编写过程中，我们借鉴了一些文献资料，在此，向这些文献资料的作者致以最诚挚的谢意！

目录

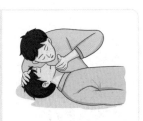
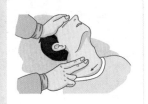

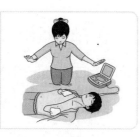
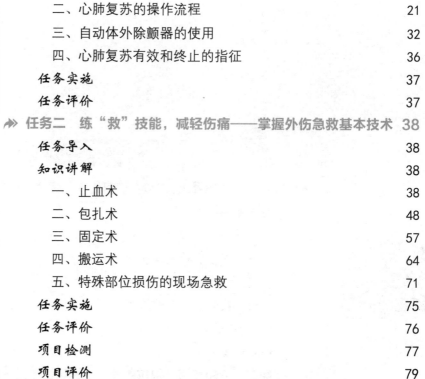
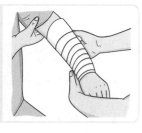

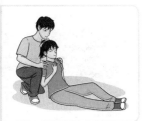

项目四　常见意外伤害的现场急救　　107

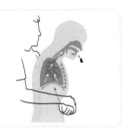

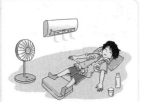

项目一 现场急救概述

知识目标

- 了解现场急救的意义和特点。
- 了解国内现场急救现状。
- 熟悉现场急救的基本要求。
- 掌握现场急救的原则、基本环节和注意事项。

技能目标

- 能够结合现场急救的原则正确模拟急救流程。

素质目标

- 具备"人人学急救，急救为人人"的救护理念。
- 能够从自身做起，以勤学长知识，以苦练精技术，主动承担社会责任，为打造"健康中国"贡献自己的力量。

任务一

生命至上，"救"在身边——了解现场急救的基础知识

任务导入

　　现实生活中，各类意外伤害和危重急症时常威胁着人们的健康和生命。例如，某旅游景区曾发生一起严重踩踏事件，当时现场有十几万人，却只有3名医务人员和其他几位目击者及时进行了现场急救，最终伤亡惨重；东莞一女生课间突发心跳停止，校医迅速对其实施心肺复苏，成功挽救了其生命；武汉某男子在吃火锅时不慎被呛，经店员快速实施海姆利希手法后转危为安。在这些突发事件中，快速有效的现场急救值得学习，但个体现场急救能力的缺失同样值得深思。

　　请思考： 如果你遇到上述情况，你是否有能力向他们伸出援手？学习现场急救知识与技能有何重要意义？

知识讲解

　　现场急救是指在突发伤病或灾害事故现场，在120救护车或专业医务人员到达前，为伤病员提供及时、有效的初步救助措施。

一、现场急救的意义

　　（一）现场急救是进一步生命救治的前提和基础

　　及时、有效地救护伤病员，不仅能大大减少伤病员的痛苦，而且能为伤病员赢得宝贵的抢救时机，对降低伤病员的死亡率与伤残率、提高个体生存质量具有重要意义。近年来，儿童被食物卡住面临窒息危险，通过海姆利希手法得到及时救助的新闻不时出现；老年人在公共场合突然晕倒，被熟悉心肺复苏的路人施以援手的新闻也偶见网络。这提示人

世界急救日

们，面对突发意外，专业的救援力量抵达往往需要时间，在此之前，能够运用相关急救知识提供妥善的应急救助至关重要。

（二）现场急救是社会保障体系的重要组成部分

现场急救的健全和完善不仅是衡量一个地区经济发展、精神文明建设和综合服务能力的重要标志，更是反映一个国家应急救援反应能力和急救医学水平的重要标志。

二、现场急救的特点

（一）突发性

现场急救的突发性是指现场急救发生突然，思想上基本无准备。现场急救一般是突发事件，随机性强，往往使人措手不及，因此，扎实的急救知识和技能至关重要。

（二）紧迫性

现场急救的紧迫性是指现场急救情况紧急，需分秒必争。医学研究表明，人在心跳、呼吸骤停后 4 分钟内得到急救，存活率为 30% ～ 50%；4 ～ 6 分钟得到急救，存活率为 10%；6 ～ 10 分钟得到急救，存活率为 1%；超过 10 分钟，存活率为 0。因此，在现场急救中，每分每秒都关乎生命安全，救护者应牢记"时间就是生命"。

（三）复杂性

现场急救的复杂性是指伤病员的病情复杂，难以准确判断。现场急救所面对的疾病种类涉及面广，而且伤病员的病情变化程度各异，作为非专业人员，救护者一般很难准确判断，但总体应以抢救生命为主。

（四）局限性

现场急救的局限性是指急救现场往往条件简陋，需就地取材。急救现场通常无齐备的抢救器材、药品和转运工具，因此，救护者需机动、灵活地在伤病员周围寻找可替代用品，通过就地取材来获得绷带、夹板、担架等的替代品，以便更好地把握急救时机，减轻伤病员所受的伤害。

（五）高要求性

现场急救的高要求性是指对救护者的急救技术和素质要求较高。现场急救突发性强，急救现场一般环境条件差、人员复杂，救护者不仅要担负急救工作，还要维持现场秩序。这就要求救护者不仅要具备熟练的急救技能，更要具备良好的心理素质、沟通能力和协调能力等。

三、我国现场急救现状

（一）现场急救知识与技能普及情况

近年来，随着我国经济水平的稳步提升，人们的生活质量得到了极大改善，对自身健康状况及医疗服务水平的关注也越来越多。与此同时，义务教育广泛普及、高等教育遍地开花，人们对生命健康重要性的认识也越来越深刻。有调查研究显示，现阶段，我国公民对现场急救相关知识与技能的理解和掌握已经有了较大的进步，且正朝着稳步提升的方向不断前进。但总体来看，当前对现场急救知识与技能掌握较好的大都是受过高等教育或从事医学领域相关工作的人群，不同年龄段人群对急救知识与技能的掌握情况也参差不齐，现场急救知识与技能普及率还较低，无法满足随时随地开展紧急救治的需求。

（二）现场急救设备配备情况

我国人口基数大，公众对现场急救的需求较大，但目前我国现场急救设备的配置率还较低，以自动体外除颤器（AED）为例，仅在部分较为发达的城市有少量配备，无法充分满足人们生命健康的基本需求。不过，随着我国对现场急救的逐步重视，已对公共场所配置AED等现场急救设备提出一定的要求，AED等将很快被广泛应用在学校、机场、车站、商场、公园等公共场所。

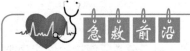

《关于进一步完善院前医疗急救服务的指导意见》解读

院前医疗急救是卫生健康事业的重要组成部分，在医疗急救、重大活动保障、突发公共事件紧急救援等方面发挥了重要作用。2020年9月，为进一步加强院前医疗急救体系标准化、规范化建设，提高院前医疗急救服务能力，更好地满足人民群众对院前医疗急救的需求，国家卫生健康委联合国家发展改革委、教育部、工业和信息化部等8部委共同制定了《关于进一步完善院前医疗急救服务的指导意见》（以下简称《意见》）。

《意见》指出，要提升公众急救技能。各地要建立辖区公众急救培训管理体系，制定培训计划，统一培训内容，整合急救中心、红十字会、公立医院及社会化培训机构等多方力量，开展针对社会公众的心肺复苏等基本急救技能培训。探索将急救常识和基本急救技能内容纳入公安民警、消防救援人员、公共交通工作人员等重点人群的在岗培训中。积极开展中小学急救常识普及，推广高中生、大学生基本急救技能培训，有效提升全人群自救互救能力。

《意见》指出，要推进标准化建设。逐步完善院前医疗急救相关标准规范，统一院前医疗急救运载工具、装备标识和着装标准，规范急救运载工具、装备配置标准，制定院前医疗急救流程和技术规范，加强院前医疗急救服务质量控制，有效规范院前医疗急救行为。逐步建立统一的公众急救培训体系，提高自动体外除颤器配置水平，完善公众急救支持性环境。

（资料来源：中华人民共和国中央人民政府门户网站，有改动）

任务实施

助力普及现场急救知识与技能

任务背景

2022年1月，教育部办公厅印发通知，部署做好首批全国学校急救教育试点建设和管理工作，并公布了首批201所全国急救教育试点学校名单和《首批全国学校急救教育试点工作实施方案》（以下简称《实施方案》）。

《实施方案》对试点工作的总体要求是，以提升学生健康素养为核心，以普及急救知识和技能为重点，以提高校园应急救护能力为目标，深入开展学校急救知识普及、急救设施配备、急救技能培训等工作，形成可复制、可推广的急救教育经验做法。

《实施方案》要求各省级教育行政部门切实加强对试点工作的组织领导，明确相关部门职责，开展省份内协作和跨省份交流；动员急救设施设备企业，支持试点学校配备足用、实用、适用的校园急救设施设备；充分发挥电视、广播、报刊、网络、新媒体等作用，广泛开展学校急救教育公益宣传。

任务要求

请以小组为单位，结合上述资料和所学知识，完成以下任务：

（1）讨论：教育部开展全国学校急救教育试点建设工作，有何重要意义？

（2）目前，我国公众急救知识缺乏，无法满足现场急救的需要，全民急救的普及教育已迫在眉睫。如何才能加快推进我国公众现场急救知识与技能的普及？请查阅相关资料，提出合理建议。

任务评价

请评价人员根据表 1-1 对上述任务实施情况进行评价。

表1-1　任务实施评价表

考核内容	评价标准	分值	评价得分		
			自评分	互评分	师评分
知识与技能考核	能够正确认识现场急救的重要意义	20			
	能够依据我国现场急救情况提出合理建议	30			
综合素养考核	具有高度的责任感和使命感	25			
	具备"人人学急救，急救为人人"的救护理念	25			
合计		100			
总分（自评分 ×20% ＋互评分 ×20% ＋师评分 ×60%）					

任务二

应急有策，护航生命——知悉如何进行现场急救

任务导入

路人有危险，你会出手相救吗？

"如果在路上遇到一个心脏病突发的人，我肯定不敢去救，我怕如果不小心按错了会对患者造成更大的伤害。"市民王先生这样说道。

"不敢救不是问题的根本，我们缺乏的不仅仅是急救知识和急救设备，更大的原因是我们还没有真正掌握正确的应急救护方法和应急救护思维。"某医院急诊科医生说，"很多时候，不是大家不想救，而是'有心无力'，毕竟第一时间救人也是一门技术活。"

请思考：遇到他人需要紧急救护时，应按照怎样的程序进行施救？救助过程中应遵循怎样的原则？

知识讲解

一、现场急救的原则

（一）顺序施救

1. 先排后救

现场急救时，应先根据现场情况排除险情，再开始施救。

2. 先复后固

当伤病员心跳、呼吸骤停同时又伴有骨折时，应先对其施行心肺复苏，直至心跳、呼吸恢复后，再进行骨折固定。

3. 先止后包

在伤病员既有出血又有伤口的情况下，应先止血，再对伤口进行包扎。

4. 先重后轻

当有多个伤病员时，应优先抢救病情严重者，后处理病情较轻者。

5. 先救后送

对于危重伤病员，要先在现场抢救，待其情况稳定后再送到医院进一步救治。

6. 边救边呼

在遇到急危重症伤病员时，必须急救与呼救同时进行。当有两人或两人以上在急救现场时，应合理分工，将急救与呼救同时进行，以尽快得到外援；当现场只有一人时，需先抢救生命，再进行电话呼救。

（二）对症处理

在遇到有严重伤病的人员时，救护者应当保持镇静，在采取直接救护措施之前，应先分析伤病员的情况，询问其伤情（或病情），观察其身体损伤情况，以便对症处理。

（三）快速及时

在急救现场，往往情况紧急、时间紧迫，现场救护刻不容缓，救护者必须将抢救生命放在第一位，充分体现"时间即生命"这一理念，争分夺秒地抢救伤病员的生命。例如，对于心跳、呼吸骤停者，应立即进行心肺复苏；对于严重创伤、大出血者，应及时采取止血、包扎和固定措施，并尽快将其送至附近的医院。

（四）心理关怀

突发疾病或意外伤害时，伤病员往往没有足够的心理准备，会出现紧张、恐惧、焦虑、忧郁等心理反应，救护者应当保持镇静，及时安抚伤病员，使其以积极的心态配合救护工作，同时应以娴熟的救护技术对伤病员实施救护，以使伤病员产生心理慰藉和信任感。

二、 现场急救的基本要求

（一）道德要求

救护者应发扬人道主义精神，努力做到以下几点：

（1）无私心：救护者不应存有私心，应平等对待每一位伤病员。

（2）无贪心：救助者不应擅自拿取伤病员的财物。

（3）无欲求：救护者应为自愿抢救伤病员，不应期望伤病员有任何方式的回报。

（二）知识和技能要求

现场救护者应熟练掌握心肺复苏、止血术、包扎术、固定术和搬运术等，熟悉常见突发疾病、常见意外伤害和灾害事件等的现场急救方法。

（三）防护要求

救护者一方面要预防现场环境中的危险因素可能会对自己造成的伤害和侵袭，保护好自己，这样才能更好地去救助他人；另一方面要通过个人防护减少自身与伤病员之间的交叉感染。具体来说，要自觉做好以下几点：

（1）急救时应尽可能地使用手套、口罩等个人防护品，以防病原体或毒物侵害自身。

（2）注意观察现场环境，避免被现场或伤病员身上的尖锐物品刺伤、划伤。

（3）在救护结束后，及时清洁双手，并将用过的急救物品进行妥善处理。

（四）程序要求

现场急救应按以下程序进行：

（1）迅速观察急救现场的安全情况，确保伤病员、自身及周围人员的安全，不可贸然进入危险环境中。

（2）迅速判断伤病员的伤病程度。

（3）尽快寻求他人帮助，拨打急救电话（若无他人帮忙，则先抢救生命再打电话）。

（4）利用急救知识和技能认真救护伤病员，尽快对伤病员做初步处理，并在医务人员到场后帮助施救。

此外，遇到群体伤病情况时，应全面关注所有伤病员的情况，不能只顾救助某一伤病员而忽视其他伤病员的早期救助。

（五）器材使用要求

在现场缺乏急救器材的情况下，只能徒手操作并就地取材，如将衣服撕成布条作包扎用，用木板、树枝作固定用，用门板、木梯作担架用等。如果在交通工具上或车站、机场、商场等公共场所，应先确认是否备有简单的急救器材，如应急医疗箱、氧气瓶、AED等。

三、现场急救的基本环节

（一）现场评估

1. 现场判断

在进入急救现场后，必须快速查看现场，及时了解情况，包括现场安全、引起伤害的原因、受伤人数等，以及自身、伤病员及旁观者是否身处险境，伤病员是否仍有生命危险。然后判断急救现场可以利用的资源，以及需要何种支援、可以采取哪些现场急救行动等。

2. 保障安全

在进行现场急救时，多有再次发生损伤的危险，因此，需先确保自身安全。例如，对触电者进行现场急救时，必须先切断电源；在怀疑煤气泄漏的急救现场，切勿按门铃或使用电话等任何可能会发出静电火花的电器；在交通事故中，须先摆放警示标志（普通公路在来车方向50～100米处摆放，高速公路在来车方向150米处摆放）并关掉汽车引擎后，方可进行急救。此外，要清楚自己的能力极限，不可试图兼顾太多的急救工作，以免使伤病员及自身陷入险境。

（二）判断伤病情

1. 判断意识

实施现场急救时，必须先判断患者的意识是否清醒。

判断意识的方法：可大声呼唤伤病员的名字或者喊"喂，喂，你怎么了？"，并轻拍伤病员面颊或肩部，观察伤病员有无睁眼或肢体运动等反应，如图1-1所示。对于婴儿，可拍打足跟，观察其是否有哭泣等反应，如图1-2所示。若伤病员对上述刺激均无反应，则可初步判断伤病员已丧失意识，陷入危重状态，此时要保持伤病员呼吸道畅通，谨防窒息；若伤病员神志清醒，则可先记下其受伤时间、受伤经过、姓名、住址、家人的联系方式等，再继续检查其伤病情况。

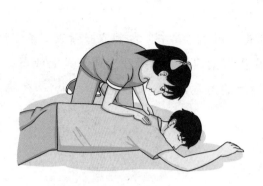

图1-1　意识判断的方法

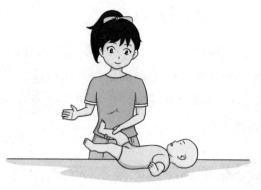

图1-2　婴儿意识判断的方法

 急救小贴士

对于意识丧失的伤病员，特别是疑有脑外伤、脑出血、脊柱损伤的伤病员，不能通过猛烈摇晃来使其清醒。

2．检查呼吸是否停止

在检查呼吸前，应先检查伤病员气道是否通畅，有无被异物、呕吐物甚至坠落的假牙阻塞，若有，需及时清理，以保持气道通畅。对于意识丧失者，使其气道保持通畅的方法详见项目二任务一的相关内容。

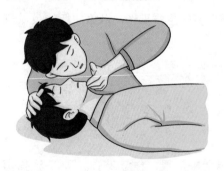

图1-3　检查呼吸的方法

在畅通气道后，对无反应的伤病员再进行呼吸的检查。判断呼吸是否停止可用"一看二听三感觉"的方法："一看"是指观察胸廓有无起伏；"二听"是指侧头将耳尽量贴近伤病员的口鼻部，听有无气流声；"三感觉"是指在听的同时，用脸颊感觉有无气流呼出，如图1-3所示。

如胸廓有起伏，并有气流声及气流感，说明尚有呼吸存在；反之，则说明呼吸已停止。需要注意的是，上述判断过程要在5～10秒内完成。若伤病员呼吸停止，应立即实施人工呼吸；若仍有呼吸，则进一步评估呼吸的频率、节律有无改变（正常成年人静息状态下的呼吸频率为16～20次/分钟，且节奏均匀），有无呼吸困难等。

3．检查心跳、脉搏是否停止

脉搏是指人体浅表动脉的搏动。在急救现场判断脉搏时，应首先判断有无脉搏，然后判断脉搏是否异常。由于颈动脉较粗又容易暴露，便于迅速触摸，且离心脏最近，所以常用触摸颈动脉法来判断有无脉搏。对于婴幼儿，则应触摸其肱动脉。在正常情况下，每分钟动脉搏动的次数（脉率）和每分钟心脏搏动的次数（心率）是一致的。正常成年人的脉搏（或心跳）频率在安静、清醒的状态下为60～100次/分钟，婴儿为120～140次/分钟，老年人为55～75次/分钟。若伤病员的心跳、脉搏停止，则应立即进行心肺复苏。

判断心跳、脉搏是否停止的方法如下：

（1）触摸颈动脉法

将伤病员头后仰，救护者一手按住伤病员的前额，另一手食指和中指找到气管，两指并拢下滑到一侧气管与颈部肌肉之间的沟内，如图1-4所示。若能触到搏动，说明心跳、脉搏未停止；反之，则说明心跳、脉搏已停止。

（2）触摸肱动脉法

在肱二头肌上中段能触摸到肱动脉的搏动，如图1-5所示。

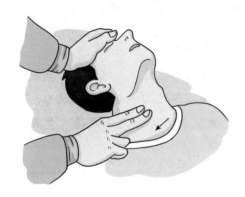
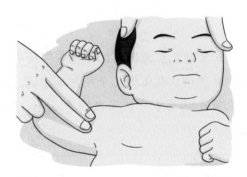

图1-4　触摸颈动脉法　　　　　　　　　图1-5　触摸肱动脉法

（3）直接听心跳

有时伤病员心跳微弱，血压下降，脉搏触摸不清楚，尤其是怀疑伤病员情况严重、心跳发生显著变化时，救护者可以将耳朵贴近其左胸部（左乳头下方），倾听有无心跳。特别是当伤病员衣着较少时，用此法十分方便。如果无法听清或听不到心跳，则说明心跳停止。

急救小贴士

（1）触摸颈动脉时，按压力度不宜过大，以免压迫到气管。

（2）为判断准确，可先触摸一侧颈动脉，如未触及脉搏，再触摸另一侧，但切不可两侧同时触摸。

（3）呼吸、脉搏可同时检查，检查时间应控制在10秒以内。

4. 观察瞳孔变化

正常情况下，瞳孔是等大、等圆的，直径 2.5 ～ 4 毫米，当伤病员有脑部受伤、脑出血、严重药物中毒时，瞳孔可能缩小为针尖大小，也可能散大到黑眼球边缘，且对光线不发生反应或反应迟钝，如图1-6 所示。在急救现场，救护者应重点观察伤病员瞳孔是否等大、等圆，瞳孔对光反射是否存在等。

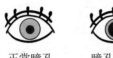

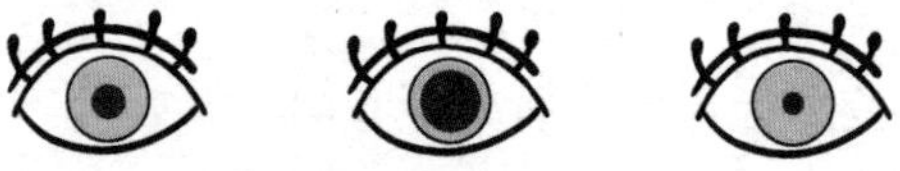

正常瞳孔　　　瞳孔散大　　　瞳孔缩小

图1-6　瞳孔变化示意图

 急救小助手

瞳孔变化的临床意义

正常瞳孔在光线强的环境下可缩小，在光线暗的环境下可略增大。病理情况下，双侧瞳孔散大常见于颅内压增高、颅脑损伤、阿托品中毒及濒死状态，双侧瞳孔缩小常见于有机磷农药中毒等，瞳孔对光反射消失常见于病情危重或深昏迷者。

5. 判断总体情况

对伤病员的头颈部、胸部、腹部、骨盆、脊柱及四肢进行检查，观察有无开放性损伤、触痛、肿胀、骨折、骨盆畸形等。检查时要充分暴露伤病员身体各部位，以便及时、全面地发现有无直接危及伤病员生命的症状和体征。

（三）紧急呼救

1. 紧急呼救的方式

事发现场如果只有一名救护者，可采用边抢救边呼救的方式；如果现场有多人，可做相应分工，救护者在救护伤病员的同时，另请他人拨打急救电话。

2. 紧急呼救的内容

（1）报告人（第一目击者）的姓名和联系电话。

（2）伤病员的姓名、性别和年龄，伤病员身份不明时只说明性别和大致年龄。

（3）伤病员的简要病情，已经采取了哪些措施，有何效果。

（4）若为突发意外伤害或灾害事件，如火灾、地震、交通事故等，应说明事件性质，并说明伤病员的大概人数等。

（5）伤病员当前位置的详细地址，如×××小区×号楼×单元×房间。

（6）等候、接应救护车的确切地点。应尽量避免或减少救护车因地理环境生疏而造成延误，以便医生能快速、顺利地到达伤病员身边，所以接应地点最好选择在附近的公交车站、较大的路口、标志性建筑、醒目的公共设施等处。

（7）其他应该说明的情况，以及急救中心受理台询问的其他问题。

 急救小贴士

（1）拨打急救电话时，千万不要先挂断电话，应待对方问完情况，得到可以挂断电话的提示后再挂电话。

（2）结束通话后，尽量提前到达约定地点，及时接应救护车。

（3）在救护车到达前，应始终保证电话通畅，以便随时与急救中心受理台或救护人员保持联系。

（4）在救护车到达之前，切忌随意挪动伤病员，以防加重伤病员的病情（伤情）。

（5）见到救护车后，应主动上前接应，带着急救人员赶赴现场。

（6）在呼救20分钟后，如果救护车还未到达，可再次联系。伤病员情况允许时，不另找车辆，以免重复。

（7）我国常用的急救电话有："110"报警电话、"120"或"999"（香港）医疗急救电话、"119"火警电话、"122"交通事故电话。

（四）现场救护与转运

1. 现场救护

在医务人员到达急救现场之前，就地取材，尽快对伤病员做初步处理，优先解决危及生命的伤情（病情），如心跳和呼吸骤停、窒息、大出血、休克等，并在医务人员到场后帮助施救（具体方法详见后面各项目中的相关内容）。

2. 转运

伤病员病情相对稳定后，尽快将其安全转运至附近的医院。

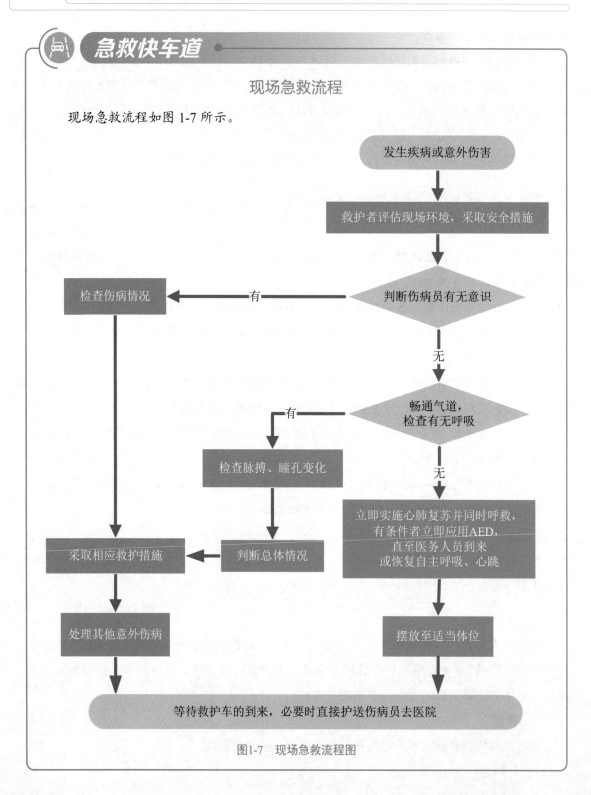

图1-7　现场急救流程图

四、现场急救的注意事项

（1）必须保持冷静，并帮助伤病员稳定情绪、增强信心。

（2）若伤病员人数众多，应先决定处理的优先次序。

（3）展开救护前，尽量先向伤病员或周围人表明自己曾经接受过急救培训。

（4）在现场急救过程中要注意保护伤病员的隐私和尊严。

（5）伤病员意识不清时，应请周围人代为拨打急救电话，救护者则应尽快为伤病员进行心肺复苏；如现场只有救护者自己一人，则应先进行心肺复苏，再呼叫救护车。

（6）如非必要，不给予需要急救的伤病员任何食物或药物。

（7）保存一切警方可能需要的现场证据，并留住目击证人。

任务实施

现场急救模拟

任务背景

一日，某路段发生多辆汽车连环相撞。在这场事故中，有人失去意识，有人颈椎受到损伤，有人全身多处出血，有人腿部骨折，有人只是轻微擦伤。

任务要求

8 ～ 10 人为一组，根据上述背景自定角色，模拟现场急救过程。

任务评价

请评价人员根据表 1-2 对上述任务实施情况进行评价。

表1-2　任务实施评价表

考核内容	评价标准	分值	评价得分		
			自评分	互评分	师评分
知识与技能考核	遵循现场急救的原则和要求	30			
	现场急救流程准确、顺畅	30			
综合素养考核	具备严谨科学的急救精神	20			
	具备沉着冷静、处置果断的急救作风	20			
合计		100			
总分（自评分 ×20% ＋互评分 ×20% ＋师评分 ×60%）					

项目检测

一、单项选择题

1. 下列选项中，不属于现场急救特点的是（ ）。

　　A．突发性　　　　　　　　　　B．复杂性

　　C．紧迫性　　　　　　　　　　D．低要求性

2. 下列关于现场急救原则的描述，错误的是（ ）。

　　A．先排后救　　　　　　　　　B．先轻后重

　　C．先止后包　　　　　　　　　D．边救边呼

3. 现场急救的首要环节是（ ）。

　　A．判断伤病情　　　　　　　　B．紧急呼救

　　C．现场评估　　　　　　　　　D．现场救护

4. 根据现场急救的原则，对于出血者，应该（ ）。

　　A．先搬运后止血　　　　　　　B．先止血后搬运

　　C．先送医院后处置　　　　　　D．先搬运后送医院

二、判断题

1. 创伤急救的原则是先抢救，后固定，再搬运，并注意采取措施，防止伤情加重或伤口污染。　（　）

2. 如非必要，不给予需要急救的伤病员任何食物或药物。　（　）

3. 在救护伤病员的过程中，如果急救人员有限，则应分清主次，优先处置危及生命的严重伤情，再处理一般伤情。　（　）

4. 要尽量避免在现场对伤病员进行急救，而应及时去医院救治。　（　）

三、简答题

1. 现场急救具有哪些特点？

2. 简述现场急救的原则。

3. 简述现场急救的基本环节。

项目评价

表1-3　项目学习成果评价表

班级		组号	
姓名		学号	
项目名称			

评价项目	评价标准	分值	评价得分	
			自评分	师评分
知识	了解现场急救的意义和特点	10		
	明确现场急救的原则和基本要求	15		
	熟练掌握现场急救的基本环节和注意事项	15		
技能	能够运用图书、网络等全面收集、综合分析、正确评价现场急救的相关信息	10		
	能够熟练模拟现场急救流程	20		
素质	对本项目内容兴趣浓厚，能够积极思考，主动学习	10		
	具有团队精神，积极参与任务，与小组成员配合良好	10		
	能够很好地体现出当代青年人的责任担当和对突发事件的应急处置能力	10		
合计		100		
总分（自评分×40%＋师评分×60%）				
自我评价				
教师评价				

项目二 现场急救的基本技能

知识目标

◇◇ 熟悉心肺复苏的开始时间和适用人群。

◇◇ 掌握心肺复苏的操作要点和注意事项。

◇◇ 熟悉心肺复苏有效和终止的指征。

◇◇ 掌握自动体外除颤器的使用方法。

◇◇ 掌握止血术、包扎术、骨折固定术、搬运术的操作要点和注意事项。

◇◇ 熟悉特殊部位损伤的急救要点。

技能目标

◇◇ 能够准确、熟练地实施心肺复苏，并能够规范使用自动体外除颤器。

◇◇ 能够根据伤病员的伤情采取正确的外伤救护技术。

素质目标

◇◇ 培养"时间就是生命"的现场急救理念，强化爱护和尊重伤病员的爱伤观念。

◇◇ 能够勇于担当，善于作为，努力为生命保驾护航。

任务一

生死竞速，赢回生命——掌握现场心肺复苏

任务导入

据统计，我国每年大约有 54 万人死于心搏骤停，每天约有 1 500 人死于心搏骤停，相当于每分钟就有 1 个人死于心搏骤停，而其中 80% 的心搏骤停发生在医院外。

在伤病员突发心搏骤停的 4～6 分钟内，身边的目击者能及时采取正确的心肺复苏对于抢救生命至关重要，但目前我国院外心肺复苏的成功率还不足 4.5%。因此，提高全社会对心肺复苏的认识，普及科学的心肺复苏理论，让更多的人掌握心肺复苏，对于拯救更多生命至关重要。

请思考：什么是心搏骤停和心肺复苏？如何正确实施心肺复苏？

知识讲解

一、心肺复苏概述

心肺复苏（CPR）是指对呼吸、心搏骤停的急危重症者所采取的关键生命急救技术，包括胸外按压、开放气道、人工呼吸、除颤术等。

心搏骤停是指各种原因引起的，在未能预计的情况和时间内，心脏突然停止搏动，从而导致心脏有效收缩和泵血功能突然中止，引起全身组织细胞严重缺血、缺氧和代谢障碍。一旦发生心搏骤停，若抢救不及时，会造成脑和其他重要器官的不可逆性损害，甚至危及生命。

（一）心肺复苏的开始时间

心搏骤停一旦发生，若抢救不及时，4～6 分钟后便会造成脑部组织的不可逆损害；10 分钟后，脑细胞基本死亡。因此，为挽救生命，避免脑细胞死亡，应在伤病员心搏骤停4～6 分钟内进行现场心肺复苏，且越早开始实施，复苏的成功率就越高，如图 2-1 所示。

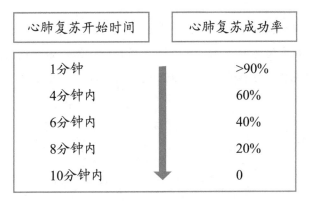

心肺复苏开始时间	心肺复苏成功率
1分钟	>90%
4分钟内	60%
6分钟内	40%
8分钟内	20%
10分钟内	0

图2-1　心肺复苏开始时间与成功率的关系

（二）心肺复苏的适用人群

心肺复苏适用于多种原因引起的呼吸、心搏骤停人群。

造成呼吸骤停的原因有很多，包括溺水、气道异物阻塞、窒息、药物使用过量、脑出血或脑梗死、心肌梗死、创伤、电击伤等。原发性呼吸停止后，心脏、大脑及其他脏器仍可以得到数分钟的富氧血液供应，此时若保证气道通畅，并及时地进行人工通气，就可以防止心脏停搏的发生。

造成心搏骤停的原因包括心源性因素和非心源性因素两类。心源性因素包括冠心病、心肌病、心律失常等，非心源性因素包括窒息、溺水、电击、一氧化碳中毒、各种类型的休克、各种严重创伤、药物中毒或过敏等。

二、心肺复苏的操作流程

（一）评估、判断及呼救

在实施心肺复苏之前，必须先评估现场环境，确保现场对救护者和伤病员是安全的，然后迅速准确地判断伤病员的意识和呼吸。当确定伤病员无意识、无反应、呼吸异常（停止、过缓或喘息）时，应立即呼救并开始实施心肺复苏。

心肺复苏的操作流程

 急救小贴士

（1）非医务人员只须判断伤病员的呼吸情况，不需要检查脉搏，即可实施心肺复苏。在拍打、呼叫无反应的情况下，也可立即实施心肺复苏。操作时要注意伤病员的反应，如有呻吟、活动等，应立即停止心肺复苏。

（2）如果现场只有救助者一人，应立即打开手机的免提，边拨打急救电话边对伤病员实施心肺复苏；如果现场有多人，应立即寻求帮助，请人帮忙拨打急救电话，寻求会急救技术的人一起施救，有条件时请人就近取来AED，并同时尽快对伤病员实施心肺复苏。

（二）摆放复苏体位

在实施心肺复苏之前，应确保伤病员仰卧于平地上或垫硬板于其肩背下（头下不能垫东西），如图2-2所示。

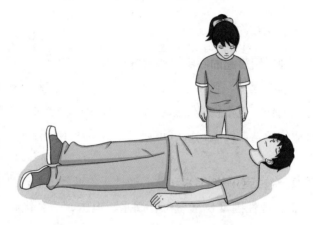

图2-2 复苏体位

如果伤病员是俯卧位或其他不宜施救体位，救护者应按以下步骤置伤病员于复苏体位：

（1）在伤病员一侧将其双上肢向头部方向伸直，如图2-3（a）所示。

（2）将伤病员对侧小腿放在同侧小腿上，呈交叉状，如图2-3（b）所示。

（3）用一只手托住伤病员的后头颈部，另一只手置于其对侧腋下，如图2-3（c）所示。

（4）将伤病员整个身体向自己这一侧翻转，如图2-3（d）所示。

（5）将伤病员双上肢放回身体两侧，如图2-3（e）所示。

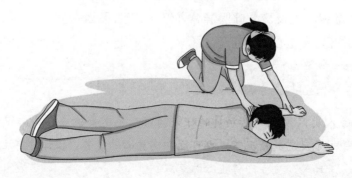

（a）

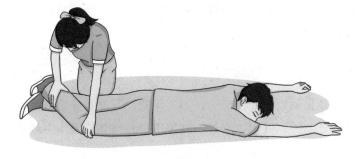

（b）

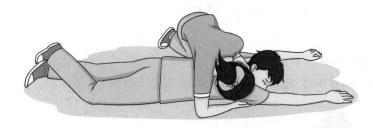

（c）

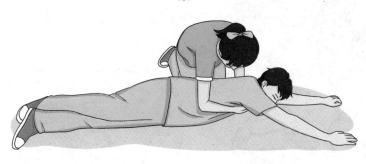

（d）

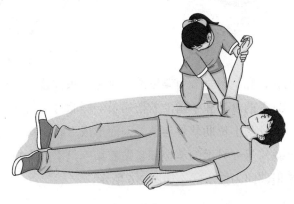

（e）

图2-3　摆放复苏体位

值得注意的是，对有头颈部创伤或怀疑有颈部损伤者，翻转时应一手放在其颈后方，一手扶住其肩部，以防颈部损伤进一步加重，如图2-4所示。

（三）实施胸外心脏按压

置伤病员于复苏体位后，按照"C—A—B"步骤，即"胸外心脏按压—开放气道—人工呼吸"的顺序对其展开急救。其中，胸外心脏按压是心肺复苏操作中最重要的环节，能够帮助人体重建血液循环。

1. 按压准备

充分暴露伤病员的胸前区，并松解其裤带。

2. 定按压部位

（1）两乳头连线法

两乳头连线与胸骨中线交点处即为成人按压部位，如图2-5所示。

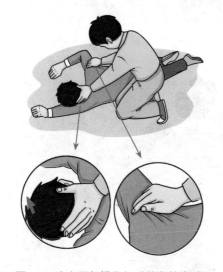

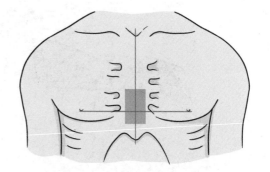

图2-4　防止颈部损伤加重的翻转方法　　　　图2-5　两乳头连线法定按压部位

（2）滑行法

当因伤病员体形肥胖、乳头下垂等而难以准确判断乳头位置时，可以采用滑行法选择按压部位，即救护者用一只手的食指和中指沿着伤病员一侧肋弓（第八至第十对肋骨不直接与胸骨相连，而是借助肋软骨与上位肋软骨连结，因而形成弓状结构）向上滑行至两侧肋弓交界处，食指紧贴中指并拢，另一只手的掌根部紧贴着第一只手的食指平放，使掌根部的横轴与胸骨长轴重合，此掌根部即为按压区，如图2-6所示。

3. 定按压动作

救护者将一只手掌根部置于按压部位，另一手掌根部叠放其上，十指分开并相扣（"扣"），手指翘起不接触胸壁（"翘"），身体稍前倾，双臂伸直（"直"），用上身重力垂直向下用力按压（"直"），如图 2-7 所示。

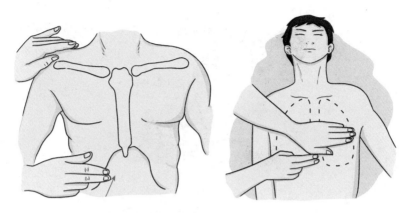

图2-6　滑行法定按压部位

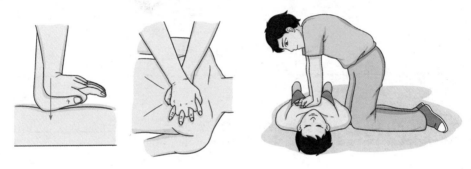

图2-7　胸外心脏按压动作

4. 实施按压

救护者借助双臂和躯体的重量垂直向下、用力、有节奏地按压 30 次，按压幅度至少为 5 厘米，但尽量避免超过 6 厘米，每次按压后应放松胸骨，待胸廓完全回弹后再次进行按压。按压与放松的时间比为 1 ∶ 1，按压频率为 100 ～ 120 次 / 分。

急救小助手

胸外心脏按压操作要点

胸外心脏按压操作要点如图 2-8 所示。

◆ **动作要求**：扣、翘、直、直。

◆ **按压深度**：5 ～ 6 厘米（成人）。

◆ **按压频率**：100 ～ 120 次 / 分。

◆ **按压次数**：一组 30 次。

◆ **按压间隔**：按压与放松的时间比为 1 ∶ 1。

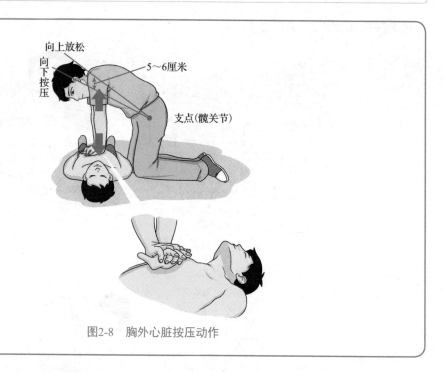

向上放松
向下按压
5～6厘米
支点(髋关节)

图2-8　胸外心脏按压动作

急救小贴士

（1）按压时仅掌根部贴在胸骨上，手指不能压在胸壁上，以免引起肋骨骨折。

（2）按压部位要准确，错位按压易造成其他损伤。

（3）按压应平稳、规律，用力要均匀、适度。

（4）放松时掌根部不能离开胸部定位点，以免下次按压部位错位，引起骨折。

（5）放松时，救护者不可倚靠在伤病员胸壁上施加任何压力。

（6）按压期间，密切观察病情，判断效果。可每5个周期后检查一次呼吸、脉搏。

（四）开放气道

开放气道、保持呼吸道通畅是进行人工呼吸前的必要步骤。如果气道不通畅，可导致自主呼吸突然停止或人工呼吸无效、胸外心脏按压无用，后期处理（如除颤）也将失败。因此，确保气道通畅是心肺复苏成功的关键。

1. 需要开放气道的情况

（1）意识丧失，呼吸、心搏骤停者。伤病员在呼吸、心搏骤停后，全身肌肉松弛，口腔内的舌肌也会松弛后坠而阻塞呼吸道，而开放气道可以使舌根上提，从而使呼吸道通畅。

（2）呼吸运动虽然存在，但可听到鼾声，提示鼻和口腔甚至咽喉部空气流通不畅。

（3）进行人工呼吸时，伤病员气道有阻力，胸廓运动不正常。

2．开放气道的方法

开放气道前必须先清理伤病员的呼吸道，去除其口中的异物（污泥、痰、呕吐物等），可将纱布或手绢等缠在手指上进行清理。若伤病员口中有过于松动的假牙，也应同时取出。开放气道的方法大致有三种，即仰头抬颏法（或称仰头举颏法）、仰头抬颈法和托颌法。

（1）仰头抬颏法

救护者一手放在伤病员前额，用手掌尺侧（靠小拇指一侧）把额头用力向后压，使头部向后仰，另一手的中指和食指放在下颌骨处，将颏（下巴）向上抬动，如图2-9所示。注意：勿用力压迫下颌部软组织，以免造成气道梗阻。

（2）仰头抬颈法

救护者一手放在伤病员颈后将颈部上抬，另一手稍用力向后下方按压前额，使伤病员头后仰，颈部抬起，如图2-10所示。注意：对有头颈部外伤者，禁止使用此种方法。

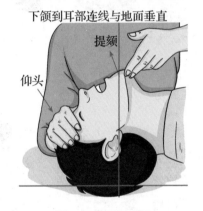

图2-9　仰头抬颏法

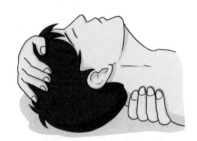

图2-10　仰头抬颈法

（3）托颌法

怀疑伤病员有颈椎损伤时，需用此法开放气道。具体方法：两手分别放置在伤病员头部两侧，肘部支撑在伤病员所躺的平面上，握紧其下颌角，用力向上托起下颌，如伤病员紧闭双唇，可用拇指将其口唇分开，如图2-11所示。

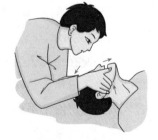

图2-11　托颌法

（五）人工呼吸

伤病员呼吸道畅通之后，若没有自主呼吸，应立即施行人工呼吸。常用的方法有口对口人工呼吸、口对鼻人工呼吸、口对口鼻人工呼吸等。其中，口对口人工呼吸是最常用、最快速有效的人工呼吸方法。

1. 口对口人工呼吸

具体操作方法如下：

（1）救护者一手托起伤病员的后颈部，使其头部后仰、口张开（"托"），另一手置于伤病员的额部，并用拇指和食指捏紧其鼻孔（"捏"），然后用嘴唇封住伤病员的口部后吹气（"吹"），吹气的同时用眼睛余光观察伤病员胸廓是否隆起（"看"），如图2-12（a）所示。

（2）一次吹气完毕后，松开捏紧的鼻孔（"松"），同时将口唇移开（"移"），让伤病员被动呼气，观察其胸廓下沉情况（"观"），如图2-12（b）所示。

（3）重复上述步骤，进行第二次人工呼吸。

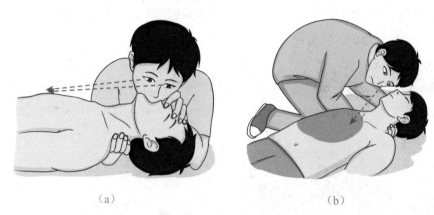

（a）　　　　　　　　　　　　　　　　　（b）

图2-12　口对口人工呼吸

2. 口对鼻人工呼吸

口对鼻人工呼吸适用于牙关紧闭、有口唇创伤等无法进行口对口人工呼吸的伤病员。开放气道后，救护者用一手托起伤病员的后颈部，使其头后仰，然后用口唇包住伤病员鼻孔，用力向鼻孔内吹气。吹气的同时，用一手提起伤病员的下颌，使其口唇合拢，吹气结束后松开，如图2-13所示。

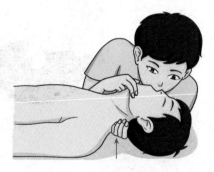

图2-13　口对鼻人工呼吸

胸外心脏按压与人工呼吸有一个比例，为30∶2，也就是每做30次胸外心脏按压，就要做2次人工呼吸。这是一个循环，应连续操作直到AED可以马上使用，或者有急救人员接替。另外，每5个循环（约2分钟）后，应检查一次伤病员的呼吸、意识是否恢复。如果没有恢复，则持续心肺复苏直至专业人员到来；如果伤病员的自主呼吸已经恢复，则将伤病员置于舒适的复原体位（即稳定侧卧位，见图2-14），并密切观察伤病员的呼吸、意识等情况，等待专业急救人员到来。

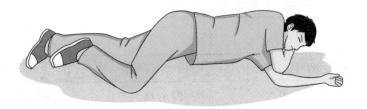

图2-14 复原体位

 急救小贴士

（1）人工呼吸一定要在开放气道的前提下进行，否则空气不能进入肺内。

（2）避免急速吹入过大气量，因为吹气过猛、过大易使气体吹入胃内而发生胃胀气；吹气量也不宜过少，否则会导致通气不足。

（3）为防止交叉感染，操作时可取一块纱布单层覆盖在伤病员的口或鼻上，有条件时用面罩更为理想。

急救小助手

成人、儿童、婴儿心肺复苏标准对比

儿童、婴儿的心肺复苏方法与成人基本相同，但也有特殊之处，具体如表2-1所示。

表2-1 成人、儿童、婴儿心肺复苏标准对比

项目		成人（青春期以后）	儿童（1周岁至青春期）	婴儿（出生至1周岁,不包括新生儿）
判断意识		轻拍双肩、呼喊		拍打足底
检查呼吸		呼吸停止、过缓或喘息		
心肺复苏流程		C—A—B	C—A—B或A—B—C（儿童和婴儿心搏骤停多由窒息导致，此时通气更为重要）	
胸外心脏按压	按压部位	两乳头连线的中点		胸部正中，两乳头连线中点的下方（见图2-15）
	按压方法	双手掌根重叠按压	单手掌根（见图2-16）或双手掌根重叠按压	二指垂直按压（单人，见图2-17）或双拇指环抱按压（双人，见图2-18）
	按压深度	5～6厘米	约5厘米	约4厘米
	按压频率	100～120次/分		

续表

项目		成人（青春期以后）	儿童（1周岁至青春期）	婴儿（出生至1周岁，不包括新生儿）
人工呼吸	开放气道	头部后仰90度	头部后仰60度	头部后仰30度
	吹气方式	口对口或口对鼻		口对口鼻（见图2-19）
	吹气量	胸廓略隆起		
	能否省略	无能力或为防止感染等不愿进行人工呼吸时，可只进行胸外心脏按压		不建议省略
按压通气比		30：2		30：2（单人）或15：2（双人）

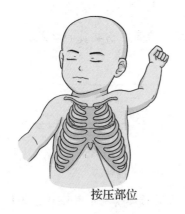

图2-15　婴儿胸外心脏按压部位

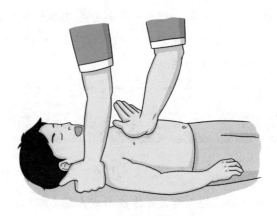

图2-16　儿童单掌按压法

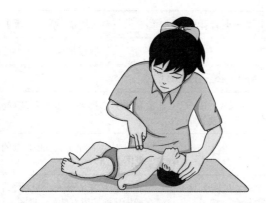

图2-17　婴儿二指垂直按压法

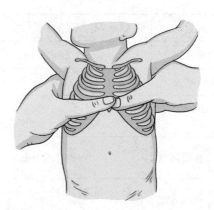

图2-18　婴儿双拇指环抱按压法

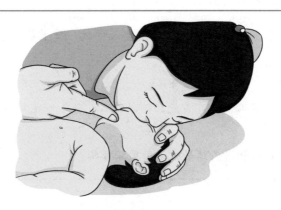

图2-19　口对口鼻人工呼吸法

 急救零距离

生死急救不能总靠幸运的"巧遇"

某日，在苏州市工业园区附近发生一起交通事故，一名4岁男孩当场昏迷不醒，口鼻处有出血。危急时刻，一位路过的男子挺身而出。经过几次心肺复苏后，男孩恢复了意识。后据记者了解，救人的男子是附近医院的一名医生。

近年来，医务人员在公共场所突遇伤病员而实施生死急救的新闻常见诸报端。作为好人好事，医务人员在公共场所倾尽全力救人，让人感动，也值得点赞。网友们纷纷表示，这个男孩太幸运了，能遇上医生及时做心肺复苏，否则后果不堪设想。

但是，发病时恰巧遇见医务人员纯属小概率事件，幸运者往往是极少数。武汉曾有一名学生夜跑时突然倒地，事发学校监控视频显示，学生倒地13分钟后，附近社区医院医生赶到立即进行了心肺复苏，25分钟后，120救护车将其送往医院，但终因错过最佳抢救时间，该学生当晚抢救无效死亡。这个事件警示人们，生死急救不能总靠幸运的"巧遇"。只有积极学习和普及急救知识与技能，才不会让更多人把生命寄托在幸运的"巧遇"上。

（资料来源：东方网，有改动）

急救互动营

　　情景设定：你和朋友在郊游途中遇陌生人呼救，忙上前查看，发现呼救者身旁有一人倒在地上。

　　请以小组为单位，完成以下任务：

　　（1）讨论：发现有人倒地，首先应该做什么？如果确定倒地者已出现心搏骤停，应如何对其开展急救？

　　（2）结合所学知识和讨论结果，进行现场模拟。

三、 自动体外除颤器的使用

（一）概述

　　心搏骤停最常见的原因是心室颤动。心室颤动，简称"室颤"，是一种严重的致死性心律失常，发作时会严重影响心室的排血功能，导致心室无法有效泵出血液。若不矫正，这种心律失常会迅速导致脑部损伤和死亡，每拖延一分钟，伤病员的生存率就可降低7%～10%。而治疗室颤最有效的方法是电除颤，即以一定量的电流冲击心脏从而使室颤终止。实践表明，现场自动体外除颤器的应用，极大提高了心搏骤停者的复苏存活率。对于成年心搏骤停者，若有除颤器要立即进行除颤；若不能立刻获取除颤器，应先进行心肺复苏，待除颤器设备就绪后尽快尝试除颤。

　　自动体外除颤器（见图2-20）可以诊断特定的心律失常，并可经内置电脑分析、确定伤病员是否需要予以电除颤，是供非专业人员使用的用于抢救心搏骤停者的一种便携式医疗设备。

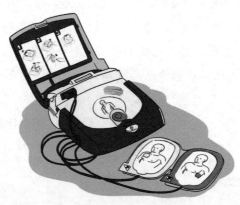

图2-20　自动体外除颤器

急救前沿

《公共场所自动体外除颤器配置指南（试行）》解读

2021年12月13日，为贯彻落实《基本医疗卫生与健康促进法》《健康中国行动（2019—2030年）》有关要求，规范公共场所自动体外除颤器配置，国家卫生健康委制定了《公共场所自动体外除颤器配置指南（试行）》（以下简称《指南》）。

《指南》指出，优先在人口流动量大、意外发生率高、环境相对封闭或发生意外后短时间内无法获得院前医疗急救服务的公共场所配置自动体外除颤器。建议在城市轨道交通、长途车、铁路列车、飞机以及交通场站、大型企事业机关单位、工厂车间、城市广场、教育和培训机构、养老机构、社区、体育和文化娱乐场所、大型商超、酒店、旅游景点、学校、幼儿园等人员密集场所和警车、消防车等应急载具内，逐步推进配置工作。

《指南》还指出，自动体外除颤器安装应使用统一标识，如图2-21所示。自动体外除颤器包装内基本配置应包括具备单向通气阀的呼吸面罩或一次性人工呼吸面膜、剪刀、剃刀、吸水纸巾、一次性丁腈手套、消毒湿巾等。自动体外除颤器应安装在位置显眼、易于发现、方便取用的固定位置，如各类服务台、工作站等。已配置自动体外除颤器的公共场所应在该场所平面示意图上标示自动体外除颤器位置，并在重要出入口、自动体外除颤器放置处设有统一、明显的自动体外除颤器导向标识。

25厘米

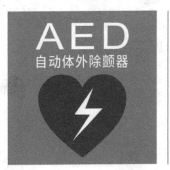

25厘米

图2-21　AED统一标识

（资料来源：中华人民共和国中央人民政府门户网站，有改动）

（二）操作方法

（1）打开 AED，根据图像和语音提示操作。

（2）脱下伤病员衣服，参考 AED 和电极片上的图示，在伤病员裸露的胸部适当位置上紧密地贴上电极片。通常而言，两块电极片分别贴在右胸上部和左胸左乳头外侧，如图 2-22（a）所示。

（3）将电极片插头插入 AED 主机插孔。

（4）按下"分析"键，AED 将开始分析心律（有些型号在插入电极片后会发出语音提示，并自动开始分析心律）。注意：在此过程中绝对不能触碰伤病员，即使是轻微的接触都有可能影响 AED 的分析，如图 2-22（b）所示。

自动体外除颤器的使用方法

（5）分析完毕后，AED 会发出是否进行除颤的建议。当有除颤指征时，不要与伤病员接触，同时告诉附近的其他任何人远离伤病员，确认周边环境安全后按下"放电"键除颤，如图 2-22（c）所示。

（6）除颤结束后，实施 2 分钟心肺复苏，然后再次分析心律、评估、除颤、心肺复苏 2 分钟，如此反复操作直至专业急救人员到来，或伤病员开始有呼吸、能移动或有反应。

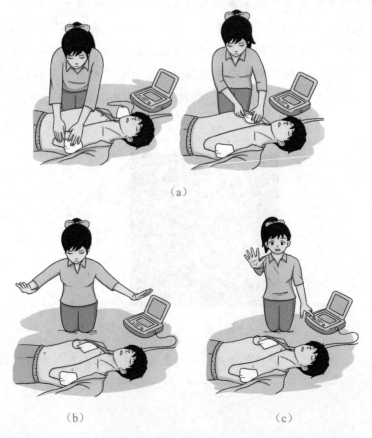

（a）

（b）   （c）

图2-22　AED的操作方法

急救小贴士

（1）对儿童使用 AED 时，应采用具有特殊电极片的 AED。对 1 岁以下的婴儿，不建议使用 AED。

（2）使用电极片时，应确保伤病员胸部皮肤清洁干燥，电极片与皮肤贴合紧密。

（3）电极片用后应丢弃，不可重复使用。

急救零距离

AED，为生命保驾护航

某日下午，小李正在体育馆参加 1 000 米跑步比赛。在离终点还有 50 米的时候，他突然倒了下来。附近刚结束其他项目的小丁注意到了异常，迅速跑到小李身边，只见小李面部朝下，没有自主起来的意识。小丁缓慢地将小李翻转过来，使其平躺，以防呼吸不畅。

小丁之前接受过急救培训，熟悉急救知识和技能，经过几秒钟检查，就发现小李瞳孔散大、意识丧失、无自主呼吸。小丁当即决定对小李实施心肺复苏抢救。同时，他向周围围观的人喊道："快！打 120，取来 AED！"说完，小丁立刻解开小李的上衣，实施心肺复苏。

几分钟后，有人取来了 AED。小丁打开 AED，将两块电极片分别贴在小李右胸上部和左胸左乳头外侧，然后将电极片插头插入 AED 主机插孔。仪器开始分析心律。当 AED 分析出结果并提示"建议电击"时，面对充电到 200 焦耳的仪器，小丁毫不犹豫地按下了电击按钮。AED 开始实施电击，小李的身体随着电击动了一下。25 秒后，机器显示屏上显示出正常心电图波形。但小丁不敢放松，继续为小李进行心肺复苏。十几分钟后，120 赶到将小李送往了医院。当天晚上 10 点多，好消息从医院传来，小李终于恢复了意识。

从赶至现场到等来救护车，小丁持续抢救了小李整整 15 分钟。除了小丁自身的急救知识和技能，体育馆的这台 AED，也在拯救小李生命的过程中发挥了至关重要的作用。

（资料来源：中国广播网，有改动）

四、 心肺复苏有效和终止的指征

（一）心肺复苏有效的指征

（1）瞳孔：由散大到正常，并有对光反射，说明复苏有效；散大固定，说明复苏无效。

（2）面色（口唇）：由青紫变为红润，说明复苏有效；变为灰白，说明复苏无效。

（3）神志：伤病员出现眼球活动、睫毛反射、手脚抽动，说明复苏有效；若无这些表现，则说明复苏无效。

（4）自主呼吸：伤病员出现自主呼吸，并不意味着可以停止人工呼吸，若其自主呼吸微弱且不稳定，仍应坚持人工辅助呼吸。

（二）心肺复苏终止的指征

现场心肺复苏应坚持不间断地进行，不可轻易做出停止复苏的决定，如果伤病员出现下列表现，则可考虑终止心肺复苏：

（1）伤病员已恢复自主呼吸和心跳。

（2）心肺复苏持续进行30分钟以上，伤病员仍无反应、无自主呼吸。

（3）有他人接替抢救，或有医务人员到场承担了复苏工作。

（4）有医生到场，确定伤病员已经死亡。

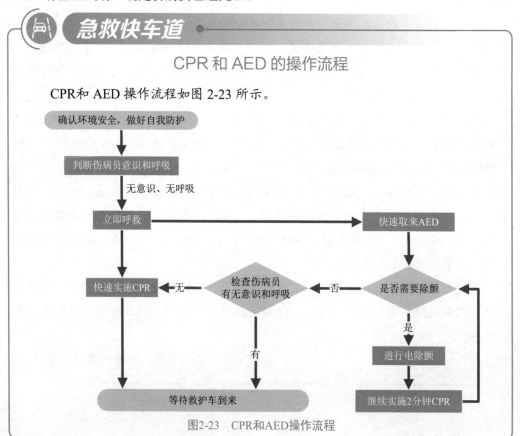

图2-23　CPR和AED操作流程

任务实施

心肺复苏救护演练

任务背景

一名老年人正在公园散步，突然感觉恶心想吐，很快意识逐渐涣散，晕倒在了路边。此时，你和朋友正好路过，发现老人意识已丧失，面部皮肤与口唇苍白，皮肤湿冷。情况紧急，你和朋友决定马上施救。（注：该公园配备 AED）

任务要求

（1）三人一组，根据上述背景资料改编一份完整的情景剧剧本。

（2）根据剧本进行角色扮演。

（3）完成一组施救程序后，口述心肺复苏有效和终止的指征。

任务评价

请评价人员根据表 2-2 对上述任务实施情况进行评价。

表2-2　任务实施评价表

考核内容	评价标准	分值	评价得分		
			自评分	互评分	师评分
知识与技能考核	急救流程正确	15			
	能够准确、熟练地实施心肺复苏	20			
	能够准确、熟练地使用 AED	20			
	能够准确说出心肺复苏有效和终止的指征	15			
	小组协作良好，演练过程流畅	10			
综合素养考核	具备"时间就是生命"的急救理念和良好的应急应变能力	10			
	勇于担当，善于作为，重视生命	10			
合计		100			
总分（自评分 ×20% ＋互评分 ×20% ＋师评分 ×60%）					

任务二

练"救"技能，减轻伤痛——掌握外伤急救基本技术

任务导入

　　日常生活中，外伤是我们最常碰到的需要急救的情况。对于轻微的外伤，如切菜时切到手指或摔倒时擦伤膝盖等，一般来说，只需要简单的清理消毒，再贴上创可贴，或者用纱布简单包扎便可以了。但对于严重的外伤，如由车祸、高空坠物或他人袭击等造成的外伤，则多需要进行止血、包扎等紧急处理。

　　请思考： 不同部位的严重外伤，急救处理方式是否一样？

知识讲解

　　外伤多在各种不确定的情况下发生，程度和表现各种各样，现场情况复杂多变，是造成人类死亡的重要原因之一。在外伤发生后的数分钟至 3 小时是抢救伤病员的"黄金时间"，如果抢救及时、正确，很多伤病员可以得救。因此，普及外伤急救知识和技能，让更多的人能够在"黄金时间"内对伤病员进行现场急救，意义十分重大。

一、止血术

　　血液是维持生命的重要物质，成人血液约占自身体重的 8%。健康成人一次失血不超过总血量的 10%，对身体影响不大；当一次失血超过总血量的 20% 时，可出现面色苍白、冷汗淋漓、手脚发凉、呼吸急促、脉搏快而细、血压下降、意识模糊等出血性休克症状；当超过总血量的 40% 时，就会发生严重的并发症甚至危及生命。因此，采取及时有效的止血措施对降低伤病员的死亡率和致残率具有非常重要的意义。

（一）出血类型

出血是指血液从心腔或血管内逸出的现象。出血对机体的影响取决于出血部位、出血量和出血速度，因而判断出血的类型对于急救具有一定的指导意义。

1. 根据出血部位分类

根据出血部位不同，一般可将出血分为外出血和内出血。逸出的血液流出体外称为外出

血，进入器官、组织或体腔则称为内出血。外出血容易被发现，而内出血很难被发觉，严重外伤时可能同时存在内出血和外出血。

　　2．根据出血血管分类

　　根据出血血管不同，可将出血分为动脉出血、静脉出血和毛细血管出血，如表2-3所示。

表2-3　出血的类型

类型	出血速度	出血状	出血颜色	出血量	出血结果
动脉出血	快	喷射状	鲜红	多	需尽快控制
静脉出血	稍缓慢	涌出状	暗红	较多	较动脉出血易控制
毛细血管出血	慢	点状渗出，并逐渐融合成片	鲜红	少	可自行凝固

（二）止血材料

　　常用的止血材料有无菌敷料、绷带、三角巾、创可贴、止血带等。如果没有，可就地取材，如干净的毛巾、衣物、手帕等，但禁止使用电线、铁丝、尼龙绳等代替止血带。

（三）外出血的止血方法

1．直接压迫止血法

　　直接压迫止血法是现场急救中应用机会最多、最易掌握、最快捷、最有效的即刻止血法，可用于大部分外出血的止血（伤处有异物时禁用）。

　　操作方法：救护者先快速检查伤病员伤口内有无异物，如有表浅小异物可将其取出；然后用干净的纱布或软布覆盖伤口，用手持续用力压迫，如图2-24所示。如果敷料被血液浸透，不要更换，再取干净的敷料覆盖在原有敷料上，继续压迫止血，直至专业救护人员到来。

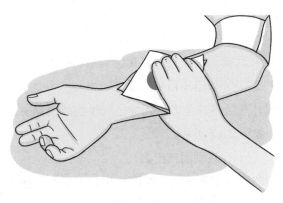

图2-24　直接压迫止血法

2. 加压包扎止血法

加压包扎止血法是常用且有效的一种止血方法，适用于体表及四肢部位的毛细血管、静脉和小动脉出血。

操作方法：先将无菌敷料或干净的毛巾、其他布料等覆盖在伤口上（覆盖面积要超过伤口周边至少3厘米），如图2-25（a）所示；然后用绷带或三角巾加压包扎（具体方法见本任务"二、包扎术"），如图2-25（b）所示。包扎松紧度以能达到止血目的的为宜。

怎样进行加压
包扎止血

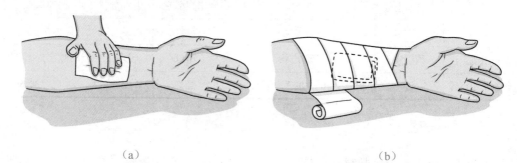

（a）　　　　　　　　　　　　　　（b）

图2-25　加压包扎止血法

3. 指压止血法

指压止血法是一种简单有效的止血方法，它是根据动脉的走向，在伤口的近心端，用手指压住动脉来达到临时止血目的的一种方法。

指压止血法主要适用于头颈部和四肢的动脉出血。实施指压止血法时要找准按压部位，适度压迫，以伤口不出血为宜，有条件者应同时抬高伤处肢体，且压迫时间不宜过长，在血止住后立即换用其他止血方法。根据压迫部位不同，指压止血法又可分为以下几种具体方法。

了解指压止血法

（1）头面部指压止血法

① 颈总动脉压迫法：适用于一侧头面部出血。

操作方法：将拇指或其余四指放在伤侧气管外侧与胸锁乳突肌（转头时从耳后到胸骨的一条肌肉）前缘之间的沟内，触摸到搏动的颈总动脉，然后将颈总动脉向后压于颈椎上，如图2-26所示。应注意，禁止两侧同时压迫，以免影响脑部供血。

② 颞浅动脉压迫法：适用于一侧头顶部及颞部出血。

操作方法：先在同侧外耳门的前上方、颧骨弓部摸到颞浅动脉的搏动，然后用拇指或食指将其压向下颌关节面，如图2-27所示。

③ 面动脉压迫法：适用于一侧颜面部出血。

操作方法：先在同侧咬肌（咬紧牙关，在面颊后部可触及一条呈带状绷紧的肌肉）前缘与下颌骨下缘交界处摸到搏动的面动脉，然后用拇指或食指将其压向下颌骨面，如图2-28所示。

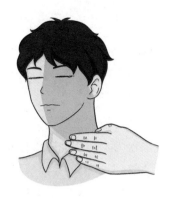

图2-26 颈总动脉压迫法

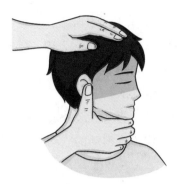

图2-27 颞浅动脉压迫法

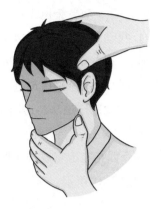

图2-28 面动脉压迫法

 急救零距离

危急关头的生命接力

一日，一块护窗板突然从高处垂直落下，砸在了一个经过此处的女孩头上，女孩当即就躺在了路边，血不断喷出。这一瞬间发生的事情让许多目击者连连后退，不知所措。

此时，曾接受过急救培训的李明恰巧路过。他立即赶到受伤女孩的身边，发现受伤女孩已经昏迷，鲜血还在喷射。李明迅速从衣服口袋里掏出一块干净的大手绢，折叠了几下，一手将手绢用力压在受伤女孩正在喷血的伤口上，另一手的拇指压在伤侧耳前，喷泉般的出血立刻被止住了。

看到这一幕，又有几位路人伸出援手，拦了一辆车，齐心协力把受伤女孩抱上车，迅速送往医院抢救。受伤女孩经医生抢救最终脱离了生命危险。事后，医生说，如果当时没有帮受伤女孩压住伤口止血，这个女孩可能很快就会发生休克而危及生命。

（2）上肢指压止血法

该方法通过压迫锁骨下动脉，达到肩部、腋部、上肢出血时的止血目的。

操作方法：先用拇指在同侧锁骨上凹处摸到搏动的锁骨下动脉，然后将其余四指放在颈后，将拇指向凹处下压，把动脉血管压在深处的骨上，如图 2-29 所示。

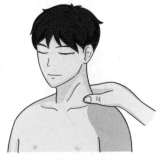

图2-29 上肢指压止血法

（3）手、前臂指压止血法

① 尺动脉、桡动脉压迫法：适用于手部出血。

操作方法：将伤病员手臂抬高，先在腕部上方内、外两侧摸到搏动的尺动脉、桡动脉，然后用双手拇指分别压迫进行止血，如图 2-30 所示。

② 肱动脉压迫法：适用于前臂出血。

操作方法：一手握住伤病员腕部，将其上肢外展外旋，然后屈其肘抬高上肢；另一手拇指或其余四指在上臂肱二头肌内侧沟摸到搏动的肱动脉，然后施加压力，将肱动脉压在肱骨上，如图 2-31 所示。

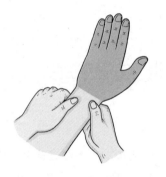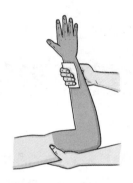

图2-30　尺动脉、桡动脉压迫法　　　　　图2-31　肱动脉压迫法

（4）下肢指压止血法

① 足背动脉、胫后动脉压迫法：适用于足部出血。

操作方法：先摸到足背中间近脚腕处的足背动脉和足跟内侧与内踝之间搏动的胫后动脉，然后用双手拇指分别压迫进行止血，如图 2-32 所示。

② 股动脉压迫法：适用于大腿以下部位出血。

操作方法：在腹股沟韧带中点稍下方、大腿根处摸到搏动的股动脉，然后用双手拇指重叠或用掌根施以重力压迫止血，如图 2-33 所示。

③ 腘动脉压迫法：适用于小腿以下部位出血。

操作方法：先在腘窝（膝关节后面，呈菱形的窝状结构）横纹中点处摸到搏动的腘动脉，然后用大拇指垂直向下压迫止血，两手其余四指固定膝部，如图 2-34 所示。

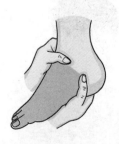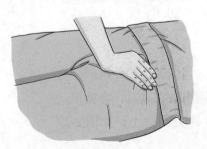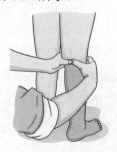

图2-32　足背动脉、胫后动脉压迫法　　　　图2-33　股动脉压迫法　　　　图2-34　腘动脉压迫法

4．加垫屈肢止血法

该方法适用于四肢出血量较大，但无肢体骨折、关节脱位者。

（1）上肢加垫屈肢止血法

① 上臂加垫屈肢止血法：上臂出血时，在腋窝处放置纱布或毛巾等，将前臂屈曲于胸前，再用宽布条、绷带或三角巾固定屈肘位，如图 2-35 所示。

② 前臂加垫屈肢止血法：前臂出血时，在肘窝处放置纱布或毛巾等，屈曲肘关节，再用宽布条、绷带或三角巾固定屈肘位，如图 2-36 所示。

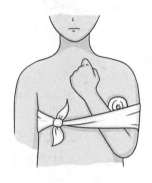
图2-35　上臂加垫屈肢止血法

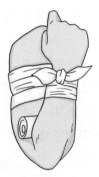
图2-36　前臂加垫屈肢止血法

（2）下肢加垫屈肢止血法

① 小腿加垫屈肢止血法：小腿出血时，在腘窝处放置纱布或毛巾等，屈曲膝关节，再用宽布条、绷带或三角巾固定屈膝位，如图 2-37 所示。

② 大腿加垫屈肢止血法：大腿出血时，在大腿根部放置纱布或毛巾等，屈曲髋关节和膝关节，用宽布条、绷带或三角巾将腿与躯干固定，如图 2-38 所示。

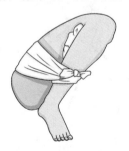
图2-37　小腿加垫屈肢止血法

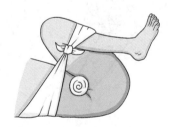
图2-38　大腿加垫屈肢止血法

急救小贴士

　　使用加垫屈肢止血法时，要随时注意肢体远端的血液循环情况。一般来说，如果血液循环完全被阻断，需要每隔40～50分钟缓慢松开绷带3～5分钟，以防肢体缺血坏死。

5.止血带止血法

止血带止血法一般适用于四肢大动脉出血或采用加压包扎后不能有效控制的大出血。止血带使用不当或使用时间过长易造成更严重的出血或远端肢体缺血、坏死，因此应慎用止血带止血法。常用止血带止血法有以下两种。

（1）橡皮止血带止血法

操作方法：在伤口的上方（近心端）用纱布、毛巾或衣物等软织物作为衬垫垫好。用左手拇指、食指、中指拿好止血带的一端（头端），另一手拉紧止血带的另一端（尾端）绕肢体一周，然后压住止血带的头端再绕一周，用左手食指和中指夹紧止血带尾端，向下拉出固定即可，如图2-39所示。

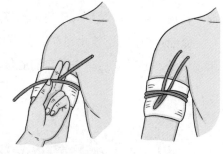

图2-39　橡皮止血带止血法

（2）布料止血带止血法

在没有橡皮止血带的紧急情况下可临时使用布料止血带（绞棒止血带）。

操作方法：先将衣服、床单或领带等的布料折成带状，作为衬垫环形围绕伤肢垫好，再用一条宽布带绕伤肢一周，两端向前拉紧打一个活结，然后取绞棒（如小木棍、筷子、笔）插在活结旁的圈内，提起绞棒按顺时针方向绞紧，触及不到远端动脉搏动时将绞棒一端插入活结内，最后拉紧活结固定，如图2-40所示。

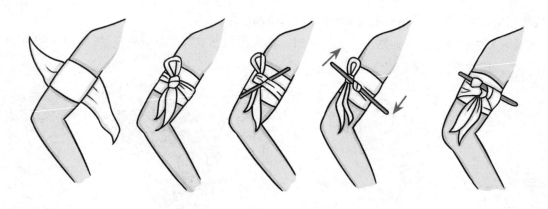

图2-40　布料止血带止血法

 急救小贴士

（1）没有专业止血带时，可以选择床单、被罩、窗帘、桌布等有弹性的材料来替代，但铁丝、电线、绳子等没有弹性的材料不能当止血带用。

（2）先用毛巾或衣服等做成平整的衬垫缠绕肢体两三周，再扎止血带。

（3）止血带应扎在伤口的近心端，并尽量接近伤口。

（4）以扎紧后停止出血或远端动脉搏动消失为宜（以最小的力量达到止血目的为最佳）。

（5）扎止血带的时间越短越好，总时间不应超过5小时。使用过程中应每隔30～60分钟松开一次，每次松开2～3分钟，松止血带期间需用其他方法临时止血，再次扎止血带应在稍高的平面。

（6）扎好止血带后，在明显部位加上标记，注明扎止血带的时间，并尽快将伤病员送往医院。

6. 填塞止血法

填塞止血法一般适用于较大而深的伤口。

操作方法：先将无菌纱布、敷料（现场没有这些材料时，可用干净的布料替代）轻轻塞入伤口内，将伤口填实，然后用纱布或干净布块覆盖伤口，最后用绷带或布条等加压包扎固定，如图2-41所示。

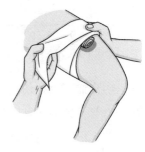

图2-41 填塞止血法

急救小贴士

用填塞止血法止血不彻底，容易增加感染概率，而且在清创取出填塞的敷料时有可能再次发生大出血，因此应尽快将伤病员送往医院，以彻底止血。

急救小助手

鼻出血的现场急救

1. 指压止血法

如果出血量小，可让伤病员坐下并低头，用拇指和食指紧紧地将两侧鼻翼压向鼻中隔（见图2-42），让其暂时用嘴呼吸，同时在其前额敷以冷水毛巾。一般压迫5～10分钟，出血即可止住。

2. 压迫填塞法

如果出血量大，可将纱布等卷成鼻孔粗细的条状，向鼻腔内充填。

经上述处理后，一般鼻出血都可止住。如果仍出血不止，须及时去医院诊治。

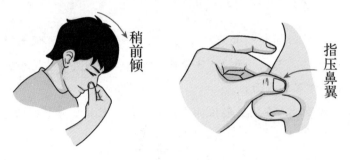

稍前倾

指压鼻翼

图2-42　鼻出血指压止血法

（四）可疑内出血的判断与处理

内出血可由外伤引起，如骨折或外物撞击，也可由非外伤引起，如胃溃疡出血、异位妊娠出血等。重要器官因积血而受到压迫会危及生命，如胸腔内、心包内及颅内出血等；其他严重的内出血常会导致失血性休克。

1. 可疑内出血的一般判断方法

伤病员若有以下表现，应怀疑为内出血：

（1）面色苍白，皮肤青紫。

（2）口渴，手足湿冷，出冷汗。

（3）呼吸急促。

（4）烦躁不安或表情淡漠，甚至意识不清。

（5）发生过外伤或有相关病史。

（6）皮肤有撞击痕迹，局部有肿胀。

（7）体表未见到出血。

2. 可疑内出血的应急救护措施

（1）一般来说，对可疑内出血的伤病员，非医疗专业人员没有有效的止血措施，快速拨打急救电话或者尽快送伤病员去医院是关键。

（2）在救护车到来之前，尽量不要搬动伤病员，也不要让伤病员乱动，以免加重出血。可视情况帮助其采取舒适卧位并注意保暖，如伤病员出现呕吐，可将其置于侧卧位。

（3）在救护车到来前，应密切观察伤病员的呼吸，保证其气道通畅。

（4）不可让伤病员饮水或饮食，以免影响后续手术麻醉。

（五）注意事项

（1）止血时尽可能戴上医用手套或其他防水手套，若无手套，则可用塑料袋等作为隔离层。

（2）止血时需脱去或剪开衣服，暴露伤口，以便检查出血部位。

（3）根据出血部位及出血量的多少，采取不同的止血方法。

（4）不要对嵌有异物或骨折断端的外露伤口直接进行压迫止血。

（5）不要去除血液浸透的敷料，而应在其上方另加敷料并保持压力。

（6）肢体出血时，应当将受伤部位抬高到超过心脏的位置。

（7）止血带只有在紧急情况下方可使用。

急救快车道

出血现场急救流程

出血现场急救流程如图 2-43 所示。

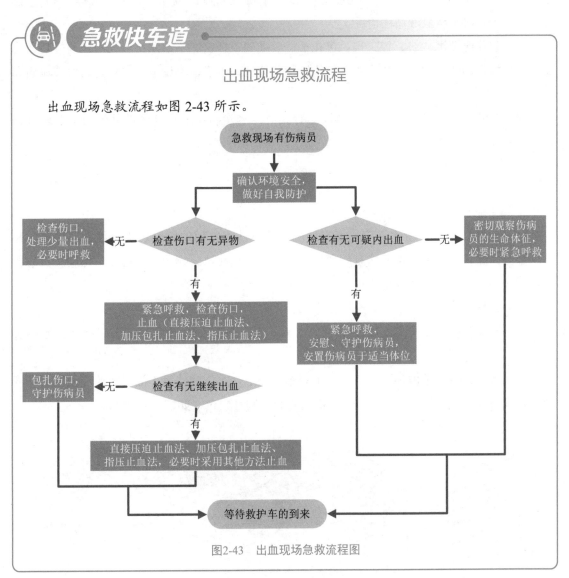

图2-43　出血现场急救流程图

二、包扎术

包扎具有保护伤口、减少污染、压迫止血、固定敷料和夹板等作用。常用的包扎材料有绷带、三角巾及就近方便可用的材料，如相对干净的毛巾、领带、围巾、衣服等。

（一）包扎要求

（1）尽可能戴医用手套或其他防水手套进行包扎，做好自我防护。

（2）脱去或剪开衣服，暴露伤口，以利于检查伤情。

（3）包扎前应先简单清洁伤口，并覆盖无菌敷料，再进行包扎。

（4）包扎方向应从远心端向近心端，以利于血液回流。包扎四肢时，应露出指（趾）端，以便于随时观察血液循环情况。

（5）包扎时要准、快、轻、牢。包扎部位要准确、严密、不遗漏；包扎动作要轻巧而迅速，以免增加伤病员的疼痛和出血；包扎松紧要适宜，牢靠但不过紧，以免妨碍血液流通和压迫神经。

（6）将绷带、三角巾或其他布料固定打结时，尽量将结放在肢体的外侧面，并避开伤口、骨隆凸处及易受压的部位。

（二）包扎方法

1. 绷带包扎法

绷带包扎法是一种用途最广、最方便的包扎方法。常用的绷带种类有纱布、棉布、弹力绷带等。绷带包扎的基本方法有环形包扎法、蛇形包扎法、螺旋形包扎法、螺旋反折包扎法、"8"字包扎法、回返包扎法等。

（1）环形包扎法

该方法适用于包扎粗细均匀的部位（如颈、腕、胸等处）及各种绷带包扎法的起始和结束。

操作方法：将绷带做环形缠绕，第1圈稍呈斜形，第2圈将第1圈斜出的一角压于环形圈内，环绕几圈（一般4～5圈即可）后用胶布或别针固定，如图2-44所示。

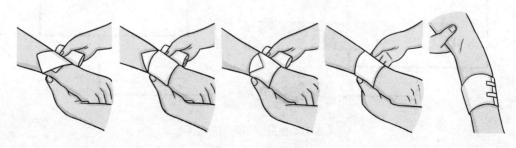

图2-44　环形包扎法

（2）蛇形包扎法

该方法适用于固定夹板、简单固定或需要由一处迅速延伸至另一处时。

操作方法：先环形包扎两圈，然后将绷带向斜上方缠绕，每段绷带间隔宽度为绷带的宽度，互不遮盖，如图2-45所示。

（3）螺旋形包扎法

该方法适用于包扎粗细相差不多的部位，如四肢、躯干等。

操作方法：先环形包扎两圈，然后将绷带向斜上方环形重叠缠绕，每缠绕一圈将上一圈绷带覆盖1/3～1/2，如图2-46所示。

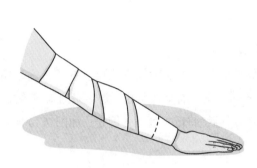

图2-45　蛇形包扎法

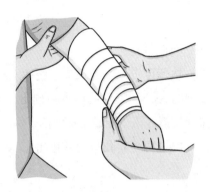

图2-46　螺旋形包扎法

（4）螺旋反折包扎法

该方法适用于包扎粗细相差较大的肢体部位，如前臂、小腿等。

操作方法：此方法与螺旋形包扎法基本相同，只是每圈螺旋向上包扎时必须向下反折一次，反折时用左手拇指按压住反折处，右手将绷带反折向下，拉紧后缠绕肢体，注意将反折部置于同一轴线上并避开伤口或骨突处，如图2-47所示。

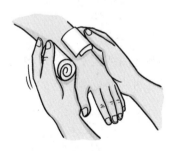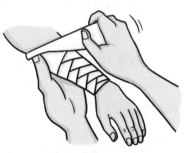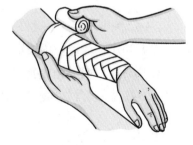

图2-47　螺旋反折包扎法

（5）"8"字包扎法

该方法适用于包扎肢体粗细不等的部位及屈曲的关节处，如肘、手掌、膝盖、踝等。

操作方法：在受伤部位远端起始两圈环形包扎，再从上至下、从下至上地围绕伤口重复做"8"字形缠绕，每缠绕一圈将上一圈绷带覆盖1/3～1/2，如图2-48所示。

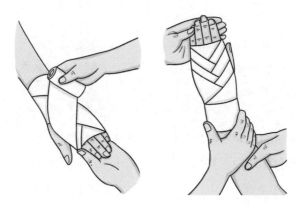

图2-48　手部"8"字包扎法

（6）回返包扎法

该方法适用于包扎头顶部、肢体末端或断肢部位。

操作方法：环形包扎两圈后向上或向下反折绷带，由助手按压住反折端，将绷带向前、向后来回反折。第一圈通常从中部开始，然后各圈一左一右交替包扎，每一来回均覆盖前一周的 1/3 ～ 1/2，直至将伤口全部包扎住，最后做环形缠绕将反折处压住固定，如图 2-49 所示。

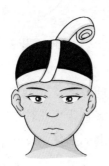 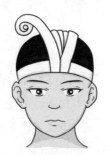 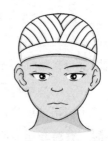

图2-49　回返包扎法

2. 三角巾包扎法

三角巾用途广泛，可适用于躯干和四肢的伤口包扎，也可作为悬吊带或用于小伤口的包扎。使用时，可将三角巾折叠成带状或燕尾式（见图 2-50），也可将两块三角巾连接成双燕尾式（见图 2-51）或蝴蝶式（见图 2-52）。

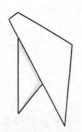 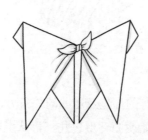 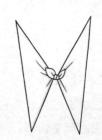

图2-50　燕尾式三角巾　　　图2-51　双燕尾式三角巾　　　图2-52　蝴蝶式三角巾

（1）头、面部包扎法

① 头部帽式包扎法：适用于包扎头顶部外伤。

操作方法：先将三角巾的底边折叠为两层，放在前额眉弓上部；然后将顶角经头顶拉到枕后，将底边经两耳上方向后牵拉，在顶角上方交叉后再经两耳上方到额部拉紧、打结；最后将顶角向上反折、整理嵌入底边内，如图 2-53 所示。

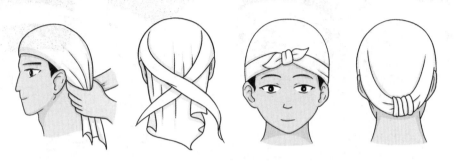

图2-53　头部帽式包扎法

② 风帽式包扎法：适用于包扎头顶部外伤。

操作方法：先将三角巾顶角和底边中点各打一个结，然后将顶角结放在额前中央，底边结放在后脑勺下方，包住头部；之后将底边两端拉紧并向外反折，交叉向前包住下颌部；最后将两端绕到颈后打结固定，如图 2-54 所示。

③ 面具式包扎法：适用于包扎面部外伤。

操作方法：先将三角巾顶角打一结，在适当位置（眼和口鼻处）剪孔；然后将结头放在额顶部，将三角巾罩住头面部；最后提起底边左、右角拉向枕后并交叉，使底边紧紧包裹住下颌，再将两角拉回前方，在下颌下打结，如图 2-55 所示。

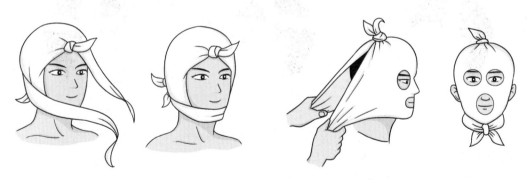

图2-54　风帽式包扎法　　　　　　　图2-55　面具式包扎法

④ 眼部包扎法：包括单眼包扎法和双眼包扎法，分别适用于包扎单眼或双眼外伤。

单眼包扎法：先将三角巾折叠成四指宽的带状巾，斜置于伤侧眼部；然后将带状巾的下端从伤侧耳下绕至枕后，经健侧耳上拉至前额，并压住另一端，再将另一端向下反折；最后将两端拉至健侧耳上端打结固定，如图 2-56 所示。

双眼包扎法：先将三角巾折叠成四指宽的带状巾；然后将带状巾的中央部置于枕部，两端分别经耳上拉向眼部并完全盖住同侧眼；最后将两端在鼻梁上交叉，呈"8"字形经对侧耳下方绕向枕下部打结固定，如图2-57所示。

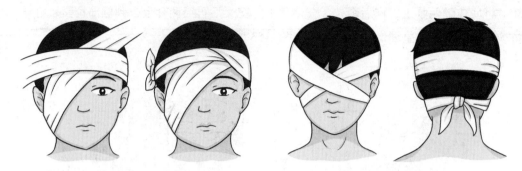

图2-56 单眼包扎法　　　　　图2-57 双眼包扎法

⑤ 下颌包扎法：适用于包扎下颌外伤。

操作方法：先将三角巾折叠成四指宽的带状巾，将带状巾1/3处置于下颌下，两端向上拉起；然后将长端经耳前绕过头顶至对侧耳前上方，与短端交叉；最后将两端分别绕过前额及枕后，在对侧耳上方打结固定，如图2-58所示。

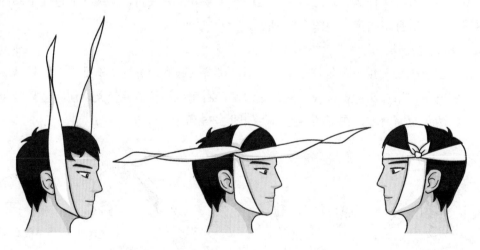

图2-58 下颌包扎法

（2）肩部包扎法

该方法适用于包扎一侧或两侧肩部外伤。

① 单肩燕尾式包扎法：先将三角巾折成燕尾式，夹角朝上，放在伤侧肩上，向后的一角压住并稍大于向前的一角；然后将燕尾的底边包绕上臂1/3后于臂前打结固定；最后将燕尾的两角分别经胸部、背部拉到对侧腋下打结固定，如图2-59所示。

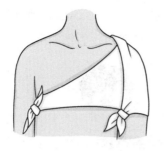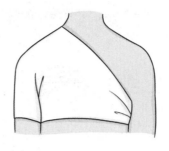

图2-59 单肩燕尾式包扎法

② 双肩燕尾式包扎法：先将三角巾折成两尾角等大的燕尾式，将燕尾披在肩上，燕尾夹角对准颈后正中部；然后将两燕尾角分别过肩，由前向后包肩，于腋下与燕尾底边打结，如图2-60所示。

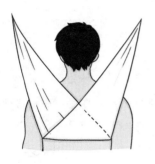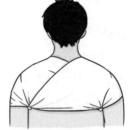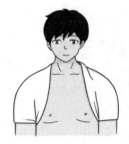

图2-60 双肩燕尾式包扎法

（3）胸（背）部包扎法

该方法适用于包扎一侧或两侧胸（背）部外伤。

① 单侧胸（背）部包扎法：先将三角巾底边置于伤部下方，然后将底边两端围绕胸部至背后打结，最后将顶角绕过伤侧肩部与底边连接在一起，如图2-61所示。包扎单侧背部时将三角巾改置于背部即可。

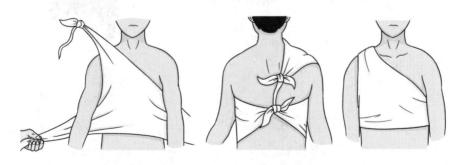

图2-61 单侧胸部包扎法

② 双侧胸（背）部包扎法：先将三角巾折成燕尾式，夹角约100度（或将大三角巾的顶角在中间直向剪开25～30厘米），将两燕尾角分别放在颈部左、右两侧；然后将基底左、

右两角绕胸至背后打一半结，并将本结的两角上提，与置于颈部左右两侧的两燕尾角一起在背后打结，如图2-62所示。包扎双侧背部时将三角巾改置于背部即可。

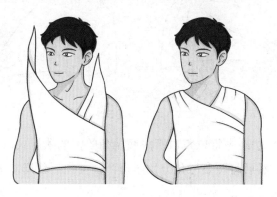

图2-62 双侧胸部包扎法

（4）四肢包扎法

该方法适用于包扎上肢、手部和足部外伤。

① 上肢悬吊包扎法：先将三角巾铺于胸前，顶角对准肘关节稍外侧，将前臂屈曲并压住三角巾；然后将下端底角提至伤侧肩部，将两底角在颈后打结；最后将肘部的顶角包裹肘部反折，用别针固定，此为大悬臂带，如图2-63所示。需要注意的是，伤肢手指要暴露出来，以便观察血运。此外，也可将三角巾折叠成带状悬吊伤肢，两端于颈后打结，即为小悬臂带，如图2-64所示。

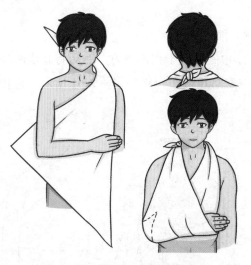

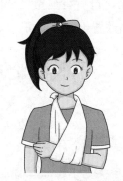

图2-63 大悬臂带包扎法   图2-64 小悬臂带包扎法

② 手、足部包扎法：先将手（足）放在三角巾上，手指（足趾）对准三角巾的顶角；然后将顶角反折盖在手背（足背）上；最后将底边两端交叉环绕手腕（脚腕）后，打结固定，如图2-65所示。

（5）腹部包扎法

该方法适用于包扎腹部外伤。

操作方法：将三角巾顶角向下，底边横放于腹部；然后两底角围绕腹部至腰侧后方打结固定；最后将顶角从两腿间拉至腰侧后方与两底角打结处打结固定，如图 2-66 所示。

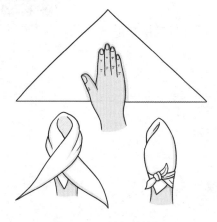

图2-65　手部包扎法

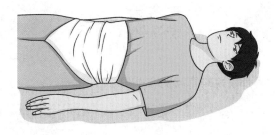

图2-66　腹部包扎法

（6）臀部包扎法

该方法适用于包扎单侧或双侧臀部外伤。

① 单臀包扎法：先将三角巾折成燕尾式，夹角朝上盖住伤侧臀部；然后将燕尾底边绕大腿打结；最后将两燕尾角拉紧至对侧腰部打结，如图 2-67 所示。

② 双臀包扎法：先将两块三角巾的顶角打结，展开成蝴蝶式，将打结处置于腰骶部；然后将上面的两个底角绕到腹部打结；最后将下面的两个底角分别从大腿内侧向前拉，在腹股沟处与三角巾的底边打结，如图 2-68 所示。

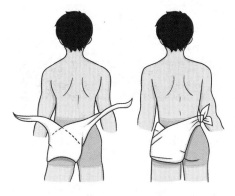

图2-67　单臀包扎法

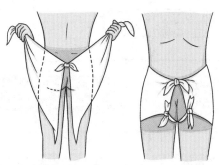

图2-68　双臀包扎法

（三）注意事项

（1）包扎时松紧要适度。若有包扎过紧的现象出现，如手、足的甲床发紫，肢体远心端皮肤发紫，肢体有麻木感或感觉消失，手指、足趾不能活动等，应立即松开，重新包扎。

（2）包扎时要做到"五不"：不摸、不冲、不取、不送、不上药，即不准用手或脏物触摸伤口，不准用水冲洗伤口（烧烫伤、化学伤除外），不准轻易取出伤口内异物，不准送回脱出体外的内脏，不准在伤口上用消毒剂或消炎粉。

（3）解除包扎时应先解开固定结或取下胶布，然后以两手相互传递松解。必要时可用剪刀剪开。

生活中常用的
外伤包扎方法

急救快车道

外伤现场急救流程

外伤现场急救流程如图2-69所示。

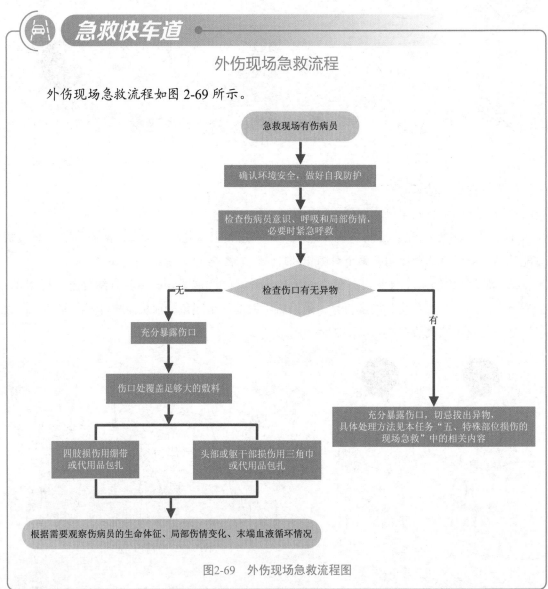

图2-69　外伤现场急救流程图

三、固定术

固定术主要用于骨折的伤病员。骨折是指骨的完整性和连续性中断。及时、准确的固定有助于减少骨折部位活动，减轻伤病员痛苦，避免血管、神经、骨骼及软组织的进一步损伤，从而预防休克，为伤病员的进一步搬运提供有利条件。

（一）固定材料

（1）最理想的固定材料是夹板，有木质夹板、金属夹板、充气夹板和塑料夹板等。紧急情况下，可以就地取材，选用竹板、硬纸板、杂志、雨伞、树枝、木棍等，也可利用健侧肢体或躯干进行临时固定。

（2）用于垫衬的敷料有棉花、毛巾、布块、衣服等。

（3）用于包扎和捆绑夹板的材料有三角巾、绷带、腰带、头巾、布带等，但不能用铁丝、电线。

（二）固定原则

（1）如果现场对生命安全有威胁，要先将伤病员移至安全区。

（2）固定前先检查意识、呼吸、脉搏，处理严重出血。

（3）如果有畸形，可按畸形位置固定。

（4）夹板等固定材料不可直接接触皮肤，应先加衬垫，尤其是骨突出处或神经、血管浅表部位。

（5）夹板长短要合适，夹板长度与宽度要与骨折的肢体相适应。夹板长度须超过骨折部位上、下两个关节，即"超关节固定"原则；固定时取功能位（能使肢体发挥最大功能的位置），除固定骨折部位上、下端外，还要固定上、下两关节。

（6）固定应松紧适度，牢固可靠但不影响血液循环。固定肢体时，要将指（趾）端露出，以便观察末梢血液循环情况。

（7）固定伤肢后，如有可能，应将伤肢抬高。

（三）固定方法

1. 锁骨骨折固定

锁骨骨折常因跌倒时手掌、肘部或肩部着地，使锁骨受到间接压力导致，通常表现为锁骨变形、局部血肿、患侧肩胛下垂、肩部活动时疼痛加重。

操作方法：将两肩外展，先在两腋前上方放置衬垫，然后将折叠成带状的三角巾（或用宽布带）呈"8"字形环绕双肩，最后拉紧三角巾的两头在背后打结，如图2-70所示。如有条件，也可使用"T"形夹板贴于背后，在两肩和腰部各用绷带包扎固定，如图2-71所示。

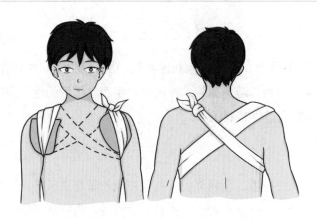

图2-70 锁骨骨折三角巾固定

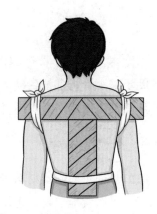

图2-71 锁骨骨折"T"形夹板固定

2. 上肢骨折固定

（1）上臂骨折固定

上臂骨折常由摔倒时手或肘着地、外力撞击等导致，通常表现为上臂肿胀、瘀血、疼痛及上肢活动受限，有骨折移位时会出现畸形。

操作方法：先取两块夹板分别置于上臂内、外侧，夹板与上臂间置衬垫（桡神经紧贴肱骨干，易受损伤，因此要加厚垫保护），然后用布带捆扎固定骨折的上、下端，最后屈曲肘关节 90 度，用三角巾或布带将上肢悬吊固定于胸前，注意使指端露出，以便检查末梢血液循环情况，如图 2-72 所示。若无夹板，可用两条三角巾进行固定，先用一条三角巾将上臂固定于胸侧，再用另一条三角巾将前臂悬吊于胸前，如图 2-73 所示。

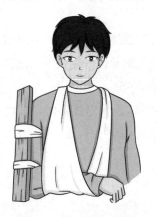

图2-72 上臂骨折夹板固定

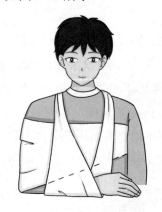

图2-73 上臂骨折三角巾固定

急救小贴士

对上臂下段骨折（肱骨髁上骨折），现场不宜用夹板固定，以免损伤肱动脉和正中神经，可用三角巾将上肢固定于躯干。

（2）前臂骨折固定

前臂骨折常由摔倒时手或肘着地、外力打击或挤压等导致，主要表现为前臂肿胀、疼痛、皮下瘀斑较严重，有时有骨摩擦感，骨折处可发生侧方移位、重叠、旋转、成角畸形。前臂骨折可为桡骨或尺骨骨折，或者桡骨、尺骨双骨折。

操作方法：先将伤病员的肘关节屈曲 90 度，拇指朝上；然后将两块夹板分别置于前臂内外侧，用绷带固定骨折的上、下端和手掌部；最后用大悬臂带将上肢悬吊于胸前，注意使指端露出，以便检查末梢血液循环情况，如图 2-74 所示。若无夹板，可用两条三角巾进行固定，先用一条三角巾将前臂悬吊于胸前，再用另一条三角巾将伤肢固定于胸前，如图 2-75 所示。

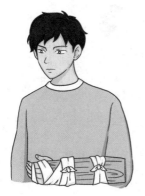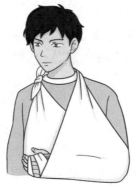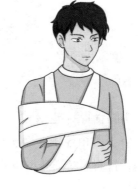

图2-74　前臂骨折夹板固定　　　　　图2-75　前臂骨折三角巾固定

3．下肢骨折固定

（1）大腿骨折固定

大腿骨粗大，骨折常由巨大外力（被车碰撞、高空坠落、重物砸伤等）导致，大多损伤严重，出血多，易引起休克。骨折后可出现大腿肿胀、疼痛、变形或缩短。

操作方法：先取 7 条三角巾条带，分别置于骨折上下两端、腋下、腰部、髋部、小腿及踝部；然后取两块夹板，将长夹板置于腋窝至足跟，短夹板置于大腿根部至足跟，在腋下、膝关节、踝关节等骨隆突部放衬垫保护，空隙处用柔软物品填实；最后用三角巾条带分段固定，注意足部用绷带"8"字形固定，使脚掌与小腿呈直角功能位，并使脚趾端露出，以便检查末梢血液循环情况，如图 2-76 所示。如只有一块夹板，则放于伤肢外侧，从腋下至足部，内侧夹板用健肢代替，两下肢之间加衬垫，固定方法同上。若无夹板，可将双下肢并列对齐，在两腿之间加衬垫，将伤肢用三角巾条带分段固定在健肢上，如图 2-77 所示。

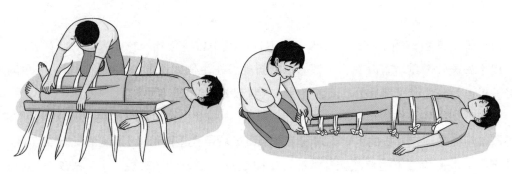

图2-76　大腿骨折夹板固定

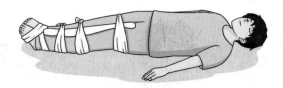

图2-77　大腿骨折健肢固定

（2）小腿骨折固定

小腿骨折常由撞击、碾压、重物打击等导致，主要表现为小腿肿胀、疼痛、活动受限等。小腿骨折断端易刺破小腿前方皮肤，造成骨外露，引发开放性骨折，因此在骨折处要加厚垫保护。

操作方法：先取5条三角巾条带，分别置于骨折上下两端、髋部、大腿及踝部；然后取两块夹板，长夹板置于伤腿外侧髋关节至外踝，短夹板置于大腿根部内侧至内踝，在膝关节、踝关节等骨隆突处放衬垫保护，空隙处用柔软物品填实；最后用三角巾条带分段固定，注意足部用绷带"8"字形固定，使脚掌与小腿呈直角功能位，并使脚趾端露出，以便检查末梢血液循环情况，如图2-78所示。如只有一块夹板，则放于伤肢外侧，从髋关节至外踝，内侧夹板用健肢代替，两下肢之间加衬垫，固定方法同上。无夹板时，也可用大腿骨折健肢固定的方法。

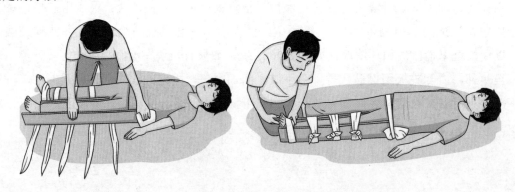

图2-78　小腿骨折夹板固定

4. 脊柱骨折固定

（1）颈椎骨折固定

头部朝下摔伤或者高速行车途中突然刹车致伤后出现颈部疼痛、四肢瘫痪时，应考虑颈椎损伤，必须立即固定。

操作方法：先使伤病员仰卧于硬板上，头颈与躯干呈一条直线；然后将棉布、衣物等垫于颈下和头部两侧，以防左右摆动；最后用绷带或布带将伤病员额部固定于木板上，使之稳固，如图 2-79 所示。

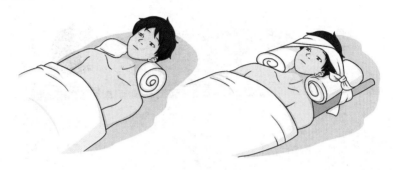

图2-79　颈椎骨折固定

（2）胸腰椎骨折固定

坠落伤、砸伤、交通伤等严重创伤后出现腰背疼痛，尤其有双下肢瘫痪时，应考虑胸腰椎骨折。疑有胸腰椎骨折时，禁止伤病员坐起或站立，严禁徒手搬运伤病员，以免加重损伤。

操作方法：使伤病员保持身体平直，平卧于木板上，将其头颈部、足踝部及腰后空虚处垫实，用宽布带将其头部、双肩、骨盆、双下肢及足部固定于木板上，如图 2-80 所示。

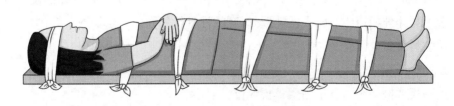

图2-80　胸腰椎骨折固定

 急救小贴士

　　凡由高处摔下、撞车，颈部、胸部、腰部受到直接或间接暴力等，均应认为或可疑有脊柱损伤。对于此类伤病员，非专业急救人员严禁随意搬动，严禁抱扶、试行走，应立即拨打急救电话，就地等候救护。

5. 骨盆骨折固定

骨盆骨折多见于青壮年，通常由强烈的直接外力碰撞或挤压所导致，如车碾压、房屋倒塌被压等。

操作方法：先让伤病员取仰卧位，双膝屈曲，两膝关节之间加衬垫，用宽布条捆扎固定，然后在膝下放置软垫，以减轻骨盆骨折的疼痛，如图2-81（a）所示；最后用三角巾或宽布带围住伤病员臀部及髋部，适当加压包扎固定，如图2-81（b）所示。

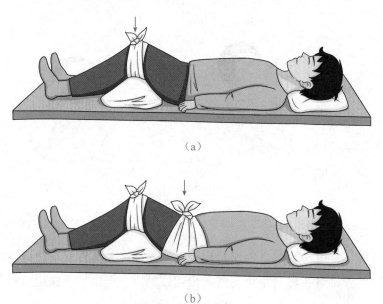

（a）

（b）

图2-81　骨盆骨折固定

6. 开放性骨折固定

开放性骨折是指骨折处组织破损，骨折端与外界相通的骨折（骨折处的皮肤或黏膜完整，骨折端不与体外相通即为闭合性骨折）。开放性骨折的固定方法如下：

（1）用敷料覆盖外露骨及伤口。

（2）在伤口周围放置环形衬垫，用绷带包扎固定。

（3）用夹板或健侧肢、躯干固定骨折部位。

（4）如出血多，则需要使用止血带。

（5）不要将外露骨还纳，以免污染伤口深部，造成血管、神经的再损伤。

 急救小贴士

（1）开放性骨折禁止用水冲洗，不涂抹药物，保持伤口清洁。

（2）肢体如有畸形，可按畸形位置固定。

（3）临时固定的作用只是制动，严禁当场整复。

急救快车道

骨折固定现场急救流程

骨折固定现场急救流程如图 2-82 所示。

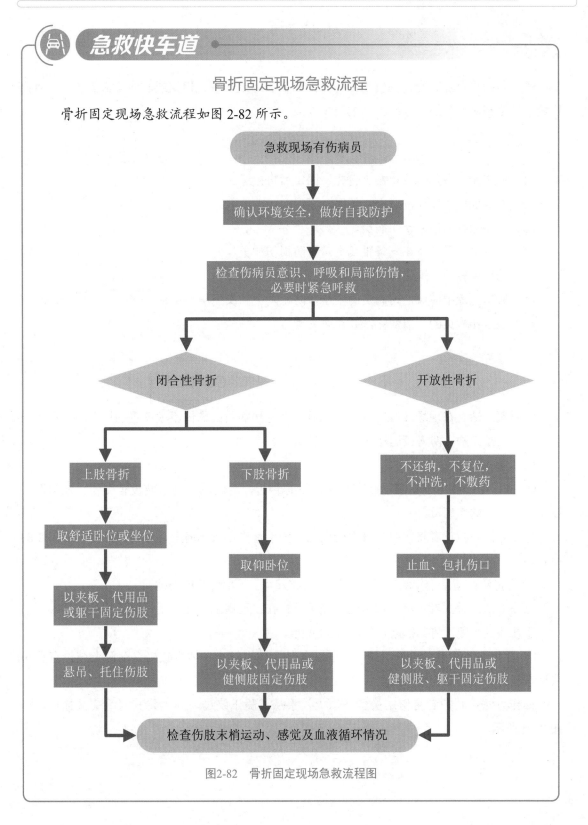

图2-82　骨折固定现场急救流程图

四、搬运术

搬运是指将重症、脊柱损伤不能行走的伤病员通过徒手、担架或其他运输工具迅速搬离现场，送至相对安全的地方或医院进一步救治。

（一）搬运原则

（1）应在无生命危险及止血、包扎、固定后再搬运。

（2）要保证伤病员体位适宜、舒服。

（3）不要无目的地移动伤病员。

（4）保持脊柱和肢体在一条轴线上，以防损伤加重。

（5）动作要轻巧、迅速，避免不必要的震动。

（6）搬运过程中应保证伤病员的安全，防止发生二次损伤。

（7）注意伤病员的伤情变化，并及时处理。

（二）搬运方法

1. 徒手搬运

徒手搬运适合在现场没有任何搬运工具，并且伤病员的伤情不太严重的情况下使用，一般分为单人搬运法、两人搬运法和多人搬运法。

（1）单人搬运法

① 扶行法：适用于单侧下肢有轻伤但没有骨折，两侧或一侧上肢没有受伤，在救助者协助下能行走的伤病员。

操作方法：救护者将伤病员没有受伤的一侧手臂搭在自己肩上，协助其行走，如图2-83所示。

② 抱持法：适用于年幼体轻、伤病较轻或只有手足部骨折的伤病员。

操作方法：救护者先将伤病员的一侧手臂搭在自己肩上，然后用一只手抱住其背部，另一只手托住其大腿，将其抱起，如图2-84所示。

③ 背负法：适用于意识清醒、老弱或年幼、体型较小、体重较轻，两侧上肢没有受伤或仅有轻伤，没有骨折的伤病员。

操作方法：救护者将伤病员背在肩上，手从其腿下绕过，向上将其双手交叉抓住，如图2-85所示。

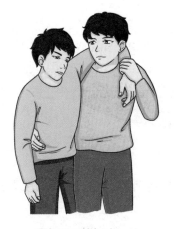

图2-83　扶行法

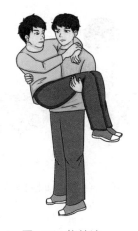

图2-84　抱持法

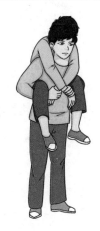

图2-85　背负法

④ 拖行法：适用于体重、体型较大的伤病员，注意拖拉时不要弯曲或旋转伤病员的颈部和背部。

操作方法：蹲于伤病员背后，将伤病员的双侧手臂放于胸前，然后将自己的双臂置于伤病员腋下，双手紧抓伤病员对侧手臂，将伤病员缓慢向后拖行，如图 2-86 所示。也可将伤病员的外衣扣解开，将衣服从背后向上反折托住伤病员的颈部和头后部，抓住垫于伤病员头后部的衣服，缓慢向后方拖行，如图 2-87 所示。此外，还可用毛毯、床单、被罩等将伤病员包裹住，拉住毛毯、床单、被罩等缓慢向后拖行，如图 2-88 所示。

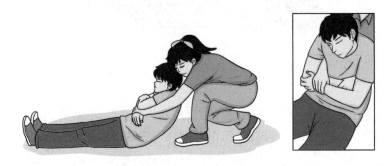

图2-86　腋下拖行法

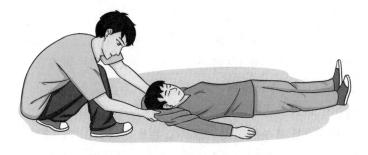

图2-87　外衣拖行法

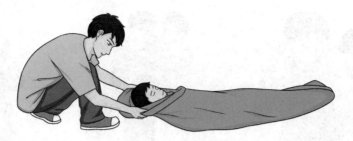

图2-88　毛毯拖行法

⑤ 爬行法：适用于在空间狭窄或有浓烟的环境下，搬运两侧上肢没有受伤或仅有轻伤的伤病员。

操作方法：先用布带将伤病员双腕捆绑在一起；然后骑跨于伤病员的躯干两侧，将伤病员的双手套在自己的颈部；最后双手着地，或一只手保护伤病员头颈部，一只手着地，抬头使伤病员的头、颈、肩部离开地面，拖带伤病员前行，如图 2-89 所示。值得注意的是，此法不适用于可能有脊柱损伤的伤病员。

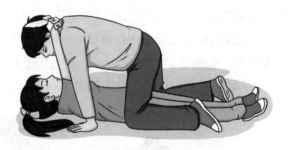

图2-89　爬行法

（2）两人搬运法

① 椅托式：适用于意识清醒、有足部损伤而行走困难的伤病员。

操作方法：两名救护者于伤病员两侧相对而立，先蹲下，将伤病员的两臂搭在各自的肩上；然后两名救护者的手分别在伤病员的背部和腘窝处交叉握紧；最后两名救护者同时站起，同时迈出外侧的腿，保持步调一致向前移动，如图 2-90 所示。

② 轿杠式：适用于意识清醒、有足部损伤而行走困难的伤病员。

操作方法：两名救护者相对而立，先各自用右手握住自己的左手腕，用左手握住对方的右手腕；然后蹲下，让伤病员坐在相互紧握的手上，并让其将两臂搭在自己的肩上；最后同时站起，同时迈出外侧的腿，保持步调一致向前移动，如图 2-91 所示。

③ 拉车式：适用于意识不清的伤病员。

操作方法：一名救护者蹲在伤病员后面，双手从伤病员的腋下插入，将伤病员抱在胸前；另一名救护者反身蹲在伤病员的两腿之间，用双手抓住伤病员的两膝关节；两名救护者慢慢地将伤病员抬起，一前一后步调一致地行走，如图 2-92 所示。

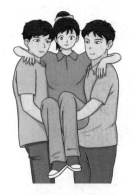 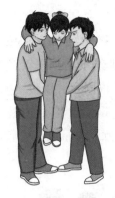 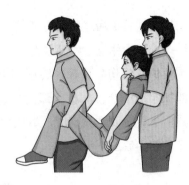

图2-90 两人椅托式搬运法　图2-91 两人轿杠式搬运法　　　图2-92 两人拉车式搬运法

（3）多人搬运法

此法多用于脊柱骨折或脊柱脱位伤病员的短距离搬运。

操作方法：三人并排，一人托住头颈部和背部，一人托住腰部和臀部，另一人托住膝关节和小腿，三人同时把伤员轻轻抬起，如图 2-93 所示。若有四人，则分别托举头颈部、肩部和背部、腰部和臀部、膝关节和踝关节，如图 2-94 所示。若多于四人，则面对面将伤病员水平抱起进行搬运，如图 2-95 所示。

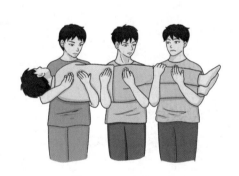 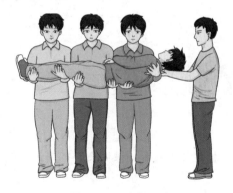

图2-93 三人搬运法　　　　　　　　图2-94 四人搬运法

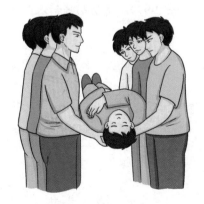

图2-95 多人搬运法

2. 担架搬运

担架是救护搬运中最方便的用具，需 2 ～ 4 名救护者协同搬运。担架搬运适用于各类伤病员，特别是休克、颅脑损伤、脊柱骨折、四肢骨折等病情较重、不宜徒手搬运的伤病员。

救护者将伤病员轻轻转移到担架上，并加以固定，以防途中滑落；行进时，脚步要稳，手部抓牢，应让伤病员头部向后、足部向前，以便于观察伤病员的病情变化，如图 2-96 所示；上下坡时要调整高度，尽量使伤病员保持水平位，以防伤病员滑落；放下担架时，应先放下足部，后放下头部。

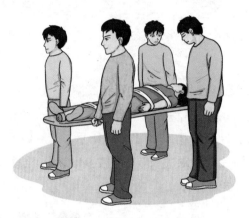

图2-96　担架搬运

急救小助手

担架种类

担架种类较多，根据来源不同，大致可分为专业担架和自制担架。

1. 专业担架

（1）折叠铲式担架

这种担架可双侧打开（见图 2-97），将伤病员铲入，常用于脊柱损伤、骨折伤病员的现场搬运。

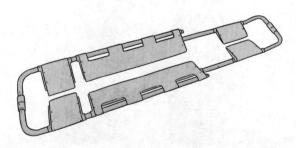

图2-97　折叠铲式担架

（2）脊柱板

脊柱板是由一块纤维板或木板制成的，长约 180 厘米，板四周有成对的孔（见图 2-98），常用于脊柱损伤伤病员的现场搬运。应用时要配合使用颈托、头部固定器及固定带。

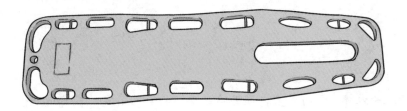

图2-98　脊柱板

（3）帆布担架

帆布担架（见图 2-99）适用于无脊柱损伤、无骨盆或髋部骨折的伤病员。

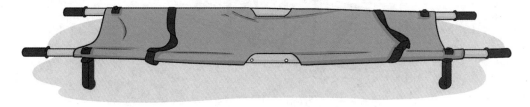

图2-99　帆布担架

2. 自制担架

（1）木板担架

可用表面平坦的木板、床板等制作木板担架，大小以超过伤病员的肩宽和身高为宜，可用于脊柱损伤、骨折伤病员的搬运。

（2）毛毯担架

先将毛毯在地上展开，将一根长木棒放在毛毯的约 2/3 长度处，如图 2-100（a）所示；然后将比较短的 1/3 段毛毯向内折叠以包裹木棒，再取一根长木棒置于折叠过来的毛毯边缘，如图 2-100（b）所示；最后将另一端 1/3 的毛毯也向内折叠到最上层即可，如图 2-100（c）所示。毛毯也可用床单、被罩等替代。

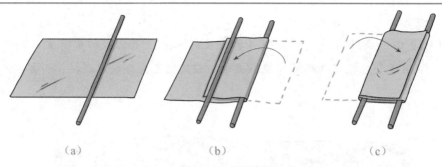

图2-100　毛毯担架

（3）绳索担架

先取两根长木棒，平行放置，间距略大于伤病员的肩宽，在其中一根长棍的一头系一根坚实的绳索；然后将绳索呈"之"字形交叉缠绕在两根木棒之间；最后在两端用十字绑法固定两根横杆，以避免绳索滑动，让担架更稳定，如图2-101所示。

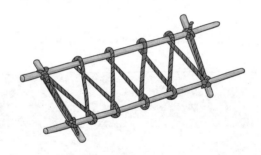

图2-101　绳索担架

（4）衣物担架

先取两三件上衣，把袖子塞入内面，将拉链拉好或者纽扣扣紧，如图2-102（a）所示；然后将两根长木棒分别从衣服的两袖孔穿入，连续穿2～3件衣服即可——取决于所需的担架长度，如图2-102（b）所示；最后在两端用十字绑法固定两根横杆，以避免衣物滑动，让担架更稳定，如图2-102（c）所示。这种方法多在没有绳索的情况使用。

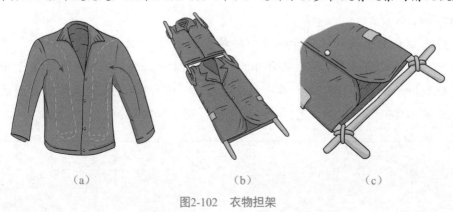

（a）　　　　　　　　　　（b）　　　　　　　　　　（c）

图2-102　衣物担架

> 注意事项：
> （1）使用帆布担架及简易自制担架前要先垫被褥、毛毯等，以防皮肤被压伤。
> （2）使用担架搬运伤病员要在其颈部、腰部、膝下等空虚处加软垫、衣服等。
> （3）帆布担架、毛毯担架、绳索担架等软担架不宜用来搬运骨折伤病员。

（三）注意事项

（1）救护者没有把握时，不可贸然搬动，应根据伤病员的伤病情况、体重、现场环境和条件、救护者的人数和体力以及转运路程远近等做出评估，选择适当的搬运方法。

（2）所有救护者要听从一人指挥，协同行动。

（3）救护者从下蹲到站起，头颈部和腰背部都要挺直，应尽量靠近伤病员，用大腿的力量站起，而不要弯腰，以防腰背部扭伤。

（4）一般情况下，伤病员采取平卧位，昏迷伤病员的头应偏向一侧。对有颈部损伤者，应由专人保护其头颈部，以防头颈部屈曲扭转。

（5）怀疑伤病员有骨折或脊柱损伤时，不可让伤病员尝试行走或使身体弯曲，以免加重损伤。对脊柱损伤或怀疑损伤的伤病员，转运时要用硬担架，并始终保持其脊柱为一轴线，以防脊髓损伤。

（6）搬运时应当严密观察伤病员意识、呼吸、心跳的变化，随时准备抢救。

（7）用交通工具运输时，必须固定好担架，以防交通工具在启动或刹车时碰伤伤病员。

（8）只要条件允许，尽量用担架搬运伤病员。

五、特殊部位损伤的现场急救

（一）颅脑损伤

颅脑损伤是一种常见外伤，发生率仅次于四肢损伤，且致死率和致残率均居首位，常由交通事故、高空坠落、跌倒、锐器或钝器打击头部导致。轻者表现为头皮血肿，但意识清醒；重者可出现颅骨骨折、脑挫裂伤，甚至出现头痛、皮肤苍白、出冷汗、呼吸浅慢、反应迟钝、瞳孔改变、意识丧失等症状。

1. 头皮血肿

急救要点如下：

（1）冷敷（一般不需要包扎）。

（2）护送伤病员去医院做进一步检查。

2. 头皮裂伤

急救要点如下：

（1）尽快用无菌敷料或洁净布料压迫头部伤口，用指压止血法止血。

（2）迅速用三角巾包扎伤口或用尼龙网套固定敷料。

（3）护送伤病员到医院进行清创缝合，并做进一步检查。

3．颅骨骨折及脑组织膨出

颅底骨折时，可出现头部、面部、耳鼻出血及清澈或粉红色水样的脑脊液从鼻腔和耳道流出；颅骨破裂时，可出现脑组织膨出。

急救要点如下：

（1）立即拨打急救电话求救。

（2）让伤病员平卧，检查其意识、呼吸、脉搏。

（3）迅速清除伤病员口鼻中的异物，并将其头部偏向一侧，以保持气道通畅。

（4）若伤病员出现呼吸、心跳停止，应立即对其进行心肺复苏。

（5）迅速止血，加压包扎伤口。

（6）对耳、鼻出血及脑脊液漏的伤病员，应让其侧卧，使出血或脑脊液漏侧向下，略垫高头部。注意：禁止堵塞耳道和鼻孔，以防血液或脑脊液倒流回颅内，引起颅内感染及颅内压力增高。

（7）对脑组织膨出者，应先盖上保鲜膜或敷料；再用三角巾或干净的毛巾等做一个略大于膨出的脑组织的环形圈；再将大小合适的碗、盆等扣在组织周围，以保护脑组织不受压迫和损伤；最后进行包扎固定。切忌不可还纳外溢的脑组织，以防加重颅内感染。

（二）腹部损伤

腹部损伤包括开放性腹部损伤（如肠管外溢）和闭合性腹部损伤（如肝、脾损伤）。开放性腹部损伤时，伤口有出血和（或）肠管溢出，伴有剧烈腹痛、恶心、呕吐等。闭合性腹部损伤如为空腔脏器（如胃、十二指肠）损伤，早期即出现持续的腹部剧痛、腹肌紧张、恶心呕吐等症状，难以缓解；如为实质性脏器（如肝、脾）损伤，早期可无明显症状，随着内出血的增多，伤病员逐渐出现腹胀、腹部隐痛、血压下降、面色苍白、四肢厥冷等休克症状。腹部损伤的急救要点如下：

（1）让伤病员平卧，避免不必要的搬动，检查其意识、呼吸、脉搏，以及有无开放性伤口。

（2）立即拨打急救电话求救。

（3）用无菌纱布或三角巾包扎伤口。

（4）对腹部内脏脱出者，禁止将已脱出的内脏收回腹腔，以免加重污染，应按以下步骤处理：① 将敷料、保鲜膜或干净的塑料袋覆盖在脱出的内脏上，如图 2-103（a）所示；② 用三角巾或毛巾等物做一个略大于脱出物的环形圈包围住脱出的内脏，并取大小合适的碗或盆扣在环上，如图 2-103（b）所示；③ 用腹部三角巾包扎法固定，如图 2-103（c）所示；④ 包扎后伤病员呈仰卧位，双腿屈曲，两膝关节之间加衬垫，用宽布条固定膝关节，再在膝下放软垫后进行搬运。

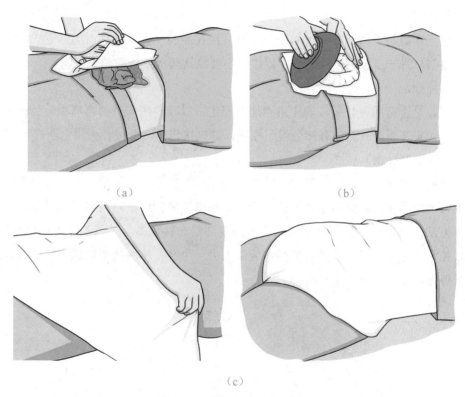

（a）　　　　　　　　　　　　　　　（b）

（c）

图2-103　腹部内脏脱出包扎法

（5）对闭合性腹部损伤者，应密切观察其病情变化，并及时送至医院做全面检查和救治。

（6）使用硬板担架搬运。

（三）肢体离断损伤

肢体离断损伤常因机械伤害事故或交通事故引起，可分为肢体完全离断和肢体不完全离断两种。肢体完全离断是指伤肢（指）的远侧部分完全离体，无任何组织相连，或只有极少量损伤的组织与整体相连的肢体离断；肢体不完全离断是指受伤的肢体大部分离断，仅有少许皮肤或软组织相连，相连的软组织中可有动脉或静脉及神经和肌腱等其他组织，但不存在血液循环。肢体离断损伤的现场急救要点如下。

（1）取出断肢（指）

如果断肢（指）是不幸被机器卷入，应先停机后拆机，迅速取出断肢（指），切勿强行拖拽或用倒转机器的方法取出肢体，以防肢体再次损伤。

（2）及时止血

做好断肢（指）残端处理，用相对清洁的敷料加压包扎止血。如有大血管出血，可考虑止血带止血，但需标明止血的日期、时间、部位。

（3）包扎创口

将大量无菌敷料或清洁布料（勿用卫生纸）压在断肢（指）残端，用回返式包扎法加压包扎，以防创口进一步被污染。注意：创口处不要涂抹药水或外敷消炎药物。

（4）局部固定

无论伤肢是否有明显骨折，均应适当加以固定，以减轻伤病员的疼痛和避免进一步加重组织损伤。如果离断的肢体尚有部分组织相连，则直接包扎，并按骨折固定法进行固定。

（5）保存断肢（指）

离断肢体忌冲洗、浸泡、涂药等，其保存视运送距离而定，如果较近，可将离断的肢体用无菌敷料或清洁布料包好，无须做任何处理。如果距离较远，则需要用干燥冷藏法妥善保存，具体方法：将伤病员离断肢（指）用无菌或清洁布料包裹，装入洁净干燥的塑料袋内，并将袋口扎紧防止冰水进入；然后把塑料袋装入另一个装有冰块的塑料袋内，或装有冰块的大口保温桶内，如图 2-104 所示。

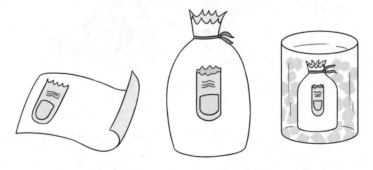

图2-104　离断肢体干燥冷藏法

（6）及时转运

上述急救措施完成后，将伤病员和断肢（指）立即送往医院。注意转运途中让伤病员平卧并抬高其伤肢。

（四）伤口异物

如果异物刺入较浅，可去除，然后止血包扎。如果异物刺入较深，甚至为穿透伤，切勿拔除或移动，因为异物移动可能会引起大出血、神经损伤或内脏损伤，此时应保持异物在原位不动，先将异物固定好，再包扎伤口，最后进行搬运。具体操作方法如下：

（1）将敷料剪一个洞，套过异物，置于伤口上，如图 2-105（a）所示。

（2）将敷料卷（或绷带卷）放到异物两侧，将异物固定，如图 2-105（b）所示。

（3）用两条三角巾条带固定敷料卷（或绷带卷）的上下段，然后用剪洞后的三角巾套过异物置于伤口上进行包扎固定，如图2-105（c）所示。

（4）对伤病员及时进行转运。转运途中避免震动、挤压、碰撞，以防刺入物脱出或继续深入。如果异物较大，应有专人保护。

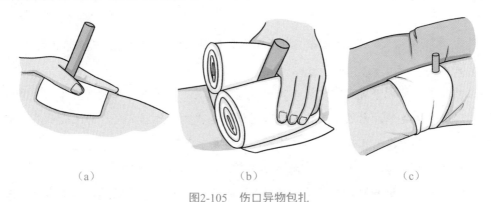

（a）　　　　　　　　　　（b）　　　　　　　　　　（c）

图2-105　伤口异物包扎

（五）关节扭伤及脱位

关节扭伤在运动中较为常见，指在外力作用下，关节发生超常范围的活动，造成关节韧带损伤。伤病员会出现关节疼痛、肿胀、皮下瘀血、关节功能障碍等症状。关节脱位又称脱臼，指关节的上、下两个骨端失去了正常位置，发生了错位，多为暴力作用所致，一般表现为关节剧痛、关节畸形和关节功能障碍。关节扭伤及脱位的现场急救要点如下：

（1）让伤病员休息，停止可能会使关节扭伤或脱位加重的一切活动。

（2）不要随意搬动或揉搓受伤部位，以免加重损伤。

（3）用浸冷水的毛巾或冰袋冷敷肿胀处20～30分钟，以减轻肿胀。注意：冰袋不可直接与皮肤接触，应用毛巾等包裹使用。

（4）在可能的情况下垫高伤肢，以缓解肿胀。

（5）当怀疑有骨折时，应按骨折进行处理。

（6）注意不要让伤病员饮食、饮水，以免影响可能需要的手术麻醉。

（7）尽快送伤病员到医院检查治疗。

任务实施

志愿服务活动：你为万家送便利，我来为你护安全

任务背景

进入移动互联网时代后，消费者的网购类型开始愈加多样化，以往三日达的时效也已不能满足消费者日益多元的生活服务需求，尤其是餐饮、生鲜、药品等，消费者渴望其能

够被迅速地配送到手中。巨大的市场需求使得网约配送员的就业群体规模增长迅速，每天跑在路上的网约配送员已经达到百万级。他们穿行在各个城市的大街小巷，为人们带去方便，但同时也因准时、快速的特殊行业要求，导致危险时刻伴随着他们。据统计，网约配送员已成为交通事故高发群体，而绝大多数网约配送员缺乏自我保护意识和自救、互救能力。

（资料来源：中华人民共和国人力资源和社会保障部官网，有改动）

任务要求

为使网约配送员能够对日常配送工作中的突发状况进行更加专业的处置，及时降低意外伤害，请以小组为单位，开展以"你为万家送便利，我来为你护安全"为主题的志愿服务活动，向网约配送员传授急救知识和急救技能，具体要求如下：

（1）10人为一小组，自行联系当地一家网约配送平台公司组织活动。

（2）以交通事故中常用的外伤急救技术（止血术、包扎术、固定术、搬运术）为主要传授内容。

（3）为保证急救知识和急救技能的传授效果，应注意讲解和示范并重。

（4）在传授知识和技能的同时，强化自觉呵护生命、主动抢救生命的理念。

任务评价

请评价人员根据表2-4对上述任务实施情况进行评价。

表2-4　任务实施评价表

考核内容	评价标准	分值	评价得分		
			自评分	互评分	师评分
知识与技能考核	能够准确传授外伤急救技术的相关知识和操作要点，并通过正确示范让学习者充分掌握外伤急救的技术要领	40			
	活动形式新颖、内容丰富、效果良好	15			
	小组协作良好，分工明确	15			
综合素养考核	能够通过送知识、送技能、送安全，让网约配送员感受来自社会的关心、暖心、贴心，提升个体获得感、幸福感和安全感	15			
	能够将个人所学知识和技能积极、主动地传授给公众	15			
合计		100			
总分（自评分×20%＋互评分×20%＋师评分×60%）					

项目检测

一、单项选择题

1．对需要实施心肺复苏的伤病员，应为其采取的体位是（　　　）。

    A．仰卧位　　　　B．侧卧位　　　　C．俯卧位　　　　D．半卧位

2．心肺复苏的首要环节是（　　　）。

    A．开放气道　　　　　　　　　B．评估、判断及呼救

    C．摆放复苏体位　　　　　　　D．实施胸外心脏按压

3．实施胸外心脏按压的频率为（　　　）。

    A．90～120次/分　　　　　　　B．100～120次/分

    C．100～130次/分　　　　　　　D．90～130次/分

4．对成人进行胸外按压时，正确的按压部位是（　　　）。

    A．两乳头连线中点的上方　　　B．两乳头连线中点的下方

    C．两乳头连线的中点　　　　　D．左乳头的右方

5．一伤者上臂受伤出血，血色鲜红，血流速度快，其伤到的血管应该是（　　　），正确的止血方法是（　　　）。

    A．静脉，在伤口的远心端压迫止血

    B．动脉，在伤口的远心端压迫止血

    C．静脉，在伤口的近心端压迫止血

    D．动脉，在伤口的近心端压迫止血

6．现场急救中应用机会最多、最快捷、最有效的止血法是（　　　）。

    A．加压包扎止血法　　　　　　B．指压止血法

    C．直接压迫止血法　　　　　　D．加垫屈肢止血法

7．包扎肢体粗细不等的部位或屈曲的关节处时，应采取的包扎方法是（　　　）。

    A．回返包扎法　　　　　　　　B．"8"字包扎法

    C．螺旋反折包扎法　　　　　　D．蛇形包扎法

8．现场骨折固定时，使用的夹板长度应（　　　）。

    A．等于骨折处上、下关节之间的距离

    B．不超过骨折处上、下关节之间的距离

    C．平齐骨折处上关节，超过下关节

    D．超过骨折处的上、下关节

9. 对脊柱骨折或脊柱脱位伤病员进行短距离搬运时，应采用的方法是（　　）。

　　A．单人搬运法　　　　　　　　B．两人搬运法

　　C．多人搬运法　　　　　　　　D．软担架搬运

10. 匕首刺伤的正确处理方法是（　　）。

　　A．拔出匕首并加压止血包扎

　　B．先固定匕首，再包扎全腹

　　C．在匕首处填塞止血

　　D．不做处理，尽快将伤者送往医院

二、判断题

1. 实施胸外心脏按压时，手指要压在胸壁上。　　　　　　　　（　　）

2. 胸外心脏按压与人工呼吸的比例为 30：2。　　　　　　　　（　　）

3. 脚趾出血时，可用一手拇指和食指压迫受伤脚趾根部两侧的动脉止血。（　　）

4. 没有专业止血带时，可用铁丝、电线、绳子等材料替代。　　（　　）

5. 只要条件允许，尽量用担架搬运伤病员。　　　　　　　　　（　　）

三、简答题

1. 简述成人心肺复苏的操作流程。

2. 简述常用的止血方法。

3. 简述常用的包扎方法。

4. 简述常用的骨折固定方法。

5. 简述常用的徒手搬运方法。

项目评价

表2-5　项目学习成果评价表

班级			组号		
姓名			学号		
项目名称					
评价项目	评价标准	分值	评价得分		
			自评分	师评分	
知识	熟悉心肺复苏的开始时间和适用人群，以及有效和终止的指征	5			
	掌握心肺复苏的操作要点和注意事项	10			
	掌握自动体外除颤器的使用方法	10			
	掌握各止血法、包扎法、骨折固定法、搬运法的适用情况、操作要点和注意事项	10			
	熟悉特殊部位损伤的急救要点	5			
技能	能够准确地模拟心肺复苏，并能够规范操作自动体外除颤器	15			
	能够规范模拟止血术、包扎术、固定术和搬运术	15			
素质	对本项目内容兴趣浓厚，能够积极思考，主动学习	10			
	具有团队精神，积极参与任务，与小组成员配合良好	10			
	具有临危不乱、直面困难、迎难而上的急救精神	10			
合计		100			
总分（自评分×40%＋师评分×60%）					
自我评价					
教师评价					

项目三 常见突发疾病的现场急救

知识目标

◈ 熟悉过敏、晕动病、低血糖症等常见一般病症的概念、病因及主要症状。

◈ 掌握过敏、晕动病、低血糖症等常见一般病症的现场急救方法。

◈ 熟悉高血压急症、晕厥、昏迷等常见急危重症的概念、病因及主要症状。

◈ 掌握高血压急症、晕厥、昏迷等常见急危重症的现场急救方法。

技能目标

◈ 能够运用所学知识对常见一般病症和急危重症进行快速识别、科学处置。

素质目标

◈ 具有健康向上的公共服务意识，主动学习急救知识和技能，为公众的生命健康保驾护航。

◈ 积极推动急救知识与技能的普及，让公众更加关注自身健康，关注急救事业。

任务一

有心有技，"救"有保障
——掌握常见一般病症的现场急救方法

任务导入

下班途中，洗澡后，如厕后……低血糖症总是来得猝不及防。这时，人们会觉得头晕，心慌，出虚汗，甚至两眼一黑直接晕过去。很多人认为低血糖症只是个体体质虚弱的一种表现。实际上，低血糖症的危害极大，严重时甚至会威胁到生命安全。

请思考： 如果遇到有人出现低血糖症，应如何帮助其有效快速缓解？

知识讲解

一、过敏

过敏是指已免疫的机体在再次受到相同的刺激时，发生的一种以机体生理功能紊乱或组织细胞损伤为主的异常过度免疫反应。

（一）病因

1. 外因

常见的致敏物质（见图3-1）有以下几种：

（1）吸入物：如尘螨、花粉、柳絮、霉菌、动物毛屑等。

（2）食物：如坚果类（花生、杏仁等）、蛋类、奶类、鱼类、贝类、甲壳类（虾、蟹等）等。

（3）药物：如抗生素（青霉素等）、非甾体消炎药（阿司匹林等）、疫苗等。

（4）接触物：如油漆、植物、化妆品、昆虫等。

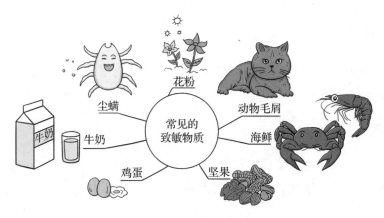

图3-1　常见的致敏物质

2．内因

过敏的发生与个体的遗传因素密切相关。

（二）主要症状

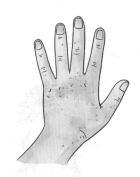

过敏主要表现为局限性皮疹（稍隆起的红斑，可引起瘙痒，见图3-2）、流涕、打喷嚏等，严重时可引发全身皮疹、呼吸困难等，甚至窒息、休克。

图3-2　局限性皮疹

（三）现场急救方法

（1）如果是吸入花粉、柳絮、动物毛屑等或接触油漆、某些植物等引发的过敏，应协助患者及时脱离不良环境。

（2）如果是某些药物或食物引发的过敏，应让患者立即停止服用，并及时将其送往医院治疗。

（3）对于过敏导致的一些皮肤和呼吸道症状，应进行对症处理。如患者呼吸困难，应让其取平卧位，适当抬高上半身，并松解其衣领和腰带。

急救小贴士

日常生活中可通过以下方法来远离"过敏君"：

（1）提高抵抗力：加强身体锻炼，保证饮食平衡。

（2）挑选合适衣物：过敏体质者平时应尽量选择棉质衣服，并勤洗、勤换贴身衣物。

（3）保持室内通风和清洁：定时开窗通风，并尽量少用空调。

（4）及时治疗：如发现过敏症状，应及时到医院进行系统治疗。

二、 晕动病

晕动病是指汽车、轮船或飞机运行时所产生的颠簸、摇摆或任何形式的加速运动（旋转等）刺激前庭神经而引起的疾病。

（一）病因

高温、高湿、通风不良、噪声、特殊气味（汽油味等）、情绪紧张、睡眠不足、过度疲劳、饥饿或饱餐、饮酒、身体虚弱、女性经期或妊娠期、内耳疾病等均易诱发本病。

（二）主要症状

晕动病患者的主要症状为头晕、恶心、呕吐、面色苍白、出冷汗等，如图3-3所示。症状严重程度因人而异，往往在运动刺激停止后减轻或消失。

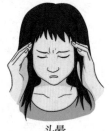头晕　　　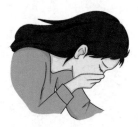恶心　　　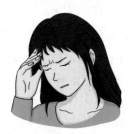面色苍白

图3-3　晕动病的主要症状

（三）现场急救方法

（1）将患者安置在运动刺激小的位置（汽车前排座位等），让其尽量靠在椅背上，保持头部不动。

（2）条件允许的情况下，让患者在通风良好的地方闭目平卧（呕吐时，头应偏向一侧）。

（3）患者病情较为严重时，应尽快让其脱离当前的环境。

（4）若经上述处理后，患者症状仍无法缓解，应立即将其送往医院。

三、 低血糖症

低血糖症是指由多种病因引起的人体血糖浓度过低所致的综合征，一般以成年人空腹血糖浓度≤2.8毫摩尔/升，糖尿病患者空腹血糖浓度≤3.9毫摩尔/升为标准。持续性严重低血糖将导致患者昏迷，可造成永久性的脑损伤甚至死亡。

（一）病因

1. 疾病因素

有些疾病（胰岛β细胞瘤、胰岛细胞增生等）可使胰岛素分泌增多，从而使血糖降低；有些疾病（肾上腺皮质功能减退、垂体前叶功能减退、胰岛小细胞功能减退等）可使对抗胰岛素的激素分泌不足，使血糖无法升高；有些肝脏疾病（肝硬化、重度脂肪肝、肝癌等）也会导致血糖降低。

2. 糖原缺乏

严重营养不良、长期食物摄入不足等，会使糖原供应或合成减少；哺乳期妇女泌乳过多、严重腹泻、剧烈运动等，会使糖原过量丧失。上述情况均可导致低血糖症。

3. 药物因素

胰岛素或其他降糖类药物剂量使用不当可导致低血糖症。

4. 其他因素

例如，空腹大量饮酒、食用荔枝会引起低血糖症。

急救小助手

空腹饮酒、食用荔枝为什么会引起低血糖症？

空腹状态下，机体主要通过糖异生（由非糖物质转变为葡萄糖或糖原的过程）及肝糖原分解来提供葡萄糖以维持自身血糖的正常，而乙醇可以抑制体内糖异生，因此，如果空腹大量饮酒，当体内有限的肝糖原储备被完全耗竭后，就容易发生低血糖症。此外，乙醇还会抑制或延迟升糖激素（促肾上腺皮质激素、胰高血糖素、生长激素等）的释放，这也是导致空腹低血糖的一个原因。不过，乙醇并不抑制糖原的分解，因此，肥胖者以及12～24小时内摄入过足量碳水化合物者，由于肝糖原储备充分，一般不会发生低血糖症。

正常情况下，空腹致肝糖原储备下降会触发脂肪酸代谢以产生能量、引发糖异生，从而维持基本血糖水平，但荔枝含有的两种毒素（α-亚甲环丙基甘胺酸和次甘氨酸A）会破坏脂肪酸代谢，所以此时若大量食用荔枝，会使葡萄糖合成严重受损，进而导致急性低血糖症。

（二）主要症状

低血糖症患者通常表现为出汗、饥饿感、心慌、颤抖、焦虑、面色苍白等，如图3-4所示。严重者可出现意识障碍，甚至昏迷。

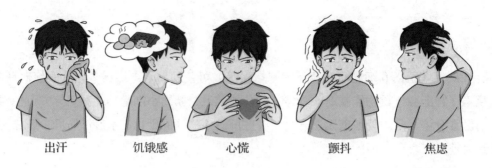

| 出汗 | 饥饿感 | 心慌 | 颤抖 | 焦虑 |

图3-4　低血糖症的主要症状

（三）现场急救方法

（1）保持周围环境安静，协助患者坐下或躺下休息。

（2）如有条件，应测量血糖，以确定是否发生低血糖症。

（3）对于症状较轻的患者，可以给予糖水、含糖饮料、糖果、饼干、面包等含糖食品以提高血糖水平，如图3-5所示。进食后，症状一般在15分钟内可缓解，若没有缓解，则应立即拨打急救电话。

（4）如果患者出现昏迷或者意识模糊的情况，难以自行进食，则应迅速将其送往医院治疗。

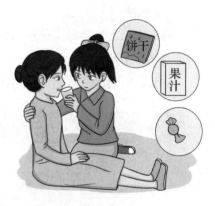

图3-5　低血糖症的急救方法

急救小助手

低血糖症的预防方法

日常生活中可通过以下方法来预防低血糖症：

（1）一日三餐，按时进食，避免过度劳累和剧烈运动。

（2）运动前应增加额外的碳水化合物摄入。

（3）身边常备糖、饼干、果汁等。

（4）糖尿病患者尤其是合并心脑血管疾病的老年患者，应按时、按量服用降糖药，并定期监测血糖。

此外，若经常发生低血糖症，应常备留有个人信息（姓名、亲属电话、用药情况等）的急救小卡片，放在便于找到的口袋中，以备因低血糖症晕倒时能得到他人及时、有效的救助。

四、急腹症

急腹症是指以急性腹痛为突出表现的急性腹腔内脏病变。本病病因复杂，症状表现不一，而且病情可能在短时间内急剧变化，甚至危及生命。

（一）病因

急腹症常见病因有很多，如感染（急性阑尾炎、急性胆囊炎、急性胰腺炎等）、急性梗阻或扭转（肠梗阻等）、空腔脏器穿孔（胃、十二指肠溃疡穿孔等）、腹腔内出血（异位妊娠等）和血管病变等。

（二）主要症状

腹痛是急腹症最典型的症状，但不同原因引起的急腹症腹痛特点有所不同。除此之外，患者往往还伴有恶心、呕吐等消化系统症状，部分患者还会有发热等全身表现，如图3-6所示。

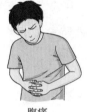 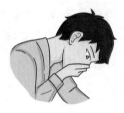 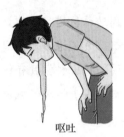

腹痛　　　　　　　　　恶心　　　　　　　　　呕吐

图3-6　急腹症的主要症状

急救小助手

急腹症的不同症状及其意义

正确分析症状对于鉴别患者的病情甚为重要：

（1）持续寒战、高热、恶心、呕吐、右上腹痛或皮肤巩膜黄染（皮肤或眼白发黄），提示急性胆囊炎、胆石症的可能。

（2）突发转移性右下腹痛伴发热，警惕急性阑尾炎的可能。

（3）暴饮暴食或酗酒后，突发上腹部持续性剧烈疼痛，并伴发热、呕吐，警惕急性胰腺炎的可能。

（4）突发明显腹胀或腹痛、呕吐、停止排气和排便，警惕急性肠梗阻的可能。

（5）突发严重腹部绞痛，伴恶心、呕吐、腹泻、发热，且有不洁饮食史，提示急性胃肠炎的可能。

（6）儿童阵发性腹部绞痛，伴有恶心、呕吐，多见于蛔虫病。

（三）现场急救方法

（1）腹痛发作时，让患者取舒适的体位安静休息，屈曲下肢以避免腹壁紧张，从而减轻疼痛。

（2）嘱患者禁食、禁水。

（3）禁止患者服用镇痛药物，以免掩盖病情，延误诊断时机。

（4）注意患者有无高热、恶心、呕吐、腹泻等，并做好记录。

（5）安抚患者，稳定患者情绪。

（6）及时拨打急救电话，或送附近医院诊治。

任务实施

社区居民常见一般病症调查

实施步骤如下：

（1）将全班同学分成若干小组，每组 6 ～ 8 人。

（2）对周边社区进行实地访问，调查社区居民中过敏、晕动病、低血糖症等常见一般病症的患病情况（发病表现、个体发病频率、何时易发病等），并结合所学知识向居民分析引起疾病的原因，提出科学且有针对性的急救建议。

（3）将本次调查情况形成调查报告。

任务评价

请评价人员根据表 3-1 对上述任务实施情况进行评价。

表3-1　任务实施评价表

考核内容	评价标准	分值	评价得分		
			自评分	互评分	师评分
知识与技能考核	能够根据社区居民的描述确定其患病类型和发病原因	30			
	明确过敏、晕动病、低血糖症等常见一般病症的现场急救方法，并向社区居民正确讲解	30			
	小组各成员均积极、有序地参与活动，调查报告规范、完整	20			
综合素养考核	能够引导社区居民树立正确的急救理念，积极参与急救知识的学习，致力让急救知识成为生活常识	20			
合计		100			
总分（自评分 ×20% ＋互评分 ×20% ＋师评分 ×60%）					

任务二

争分夺秒，转危为安
——掌握常见急危重症的现场急救方法

任务导入

　　根据《全国第三次死因回顾抽样调查报告》，脑血管疾病目前已跃升为国民死亡原因之首，其中脑卒中是单病种致残率最高的疾病。脑卒中被称为"人类健康的头号杀手"，俗称"中风"，是一个具有高发病率、高死亡率和高致残率的疾病，而有效救治脑卒中患者的关键在于"早"——早发现，早诊断，早治疗。

　　请思考：什么是脑卒中？日常生活中，如何才能及早发现此类疾病？

知识讲解

一、高血压急症

　　高血压急症是指血压突然和显著升高，同时伴有进行性心、脑、肾等靶器官功能不全的表现，具体表现为恶性高血压、高血压脑病、高血压血栓性微血管病，以及严重血压升高伴脑出血、急性脑卒中、急性冠状动脉综合征、心源性肺水肿等，如图3-7所示。

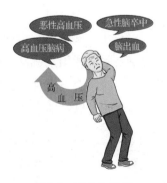

图3-7　高血压急症

（一）病因

　　高血压患者急症发生率较高，年龄大、有糖尿病病史、睡眠质量差、生活习惯不良（吸烟、饮酒、缺乏运动等）、家庭生活质量较差等是主要的危险因素。

（二）主要症状

　　不同高血压急症患者的症状可能会有所不同，这主要取决于急性病变的器官，其主要症状包括：短时间内血压急剧升高，同时出现明显的头痛、头晕、视物模糊、烦躁、胸痛、心悸、呼吸困难等表现，此外还可能出现一些不典型的症状，如胃肠道症状（腹痛、恶心、厌食等）等。

（三）现场急救方法

（1）协助患者立即躺平休息，安抚其紧张、焦虑的情绪。

（2）将患者的头部抬高，注意不要随意搬动患者，并尽量避光。

（3）帮助患者立即服用日常疗效较佳的降压药，并拨打急救电话求助。

（4）注意保暖，有条件者可给予氧气吸入。

 急救小贴士

降压不宜过快、过低，以最大限度地避免或减轻对心、脑、肾等靶器官的损害。

二、晕厥

晕厥是指由一时性、广泛性的脑供血不足所导致的短暂意识丧失状态。一般为突然发作，发作后可迅速恢复，很少有后遗症。

（一）病因

晕厥常是多因素综合作用的结果，常由恐惧、焦虑、创伤、剧痛、晕针、晕血、闷热、过度疲劳等刺激因素引发，排尿、排便、咳嗽、失血、脱水等也可为诱因。此外，由卧位转为直立位时常会发生直立性低血压性晕厥，颈动脉窦受刺激（衣领过紧压迫颈动脉窦等）可能会发生颈动脉窦性晕厥。

 急救小贴士

许多心血管疾病（心动过缓、心动过速、主动脉瓣狭窄、肥厚性心肌病、原发性肺动脉高压、严重心肌梗死等）可导致心源性晕厥，这种晕厥会有猝死的危险。因此，有心血管疾病危险因素（高血压、高血脂、糖尿病、长期缺乏运动、吸烟等）和心脏病的患者发生晕厥时，要提高警惕，应立即拨打急救电话并让患者静卧，千万不可自行送患者去医院，以免发生意外。

（二）主要症状

晕厥患者发作前可有前驱症状，如恶心、头晕、面色苍白、出汗、乏力、视物模糊、心悸、耳鸣等；发作时，患者表现为完全的意识丧失、肌张力消失、就地跌倒等，有时可伴有尿失禁。

（三）现场急救方法

（1）晕厥发作时，立即将患者以仰卧位置于平地上，抬高其双腿，并解开其过紧的衣领或腰带，以保持气道通畅，如图3-8所示。

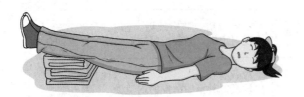

图3-8　晕厥的急救处理

如何施救晕厥患者

（2）保持周围环境安静，确保周围空气新鲜，并注意为患者保暖。

（3）检查患者的神志、呼吸、脉搏、体温等生命体征，检查患者有无摔伤。

（4）如果患者有急性出血或严重心律失常的表现，如心率过快或心率过慢、反复发生晕厥或晕厥持续时间超过5分钟，应立即拨打急救电话。

（5）多数晕厥患者症状经休息后能够迅速缓解，无须紧急救治，但若患者在清醒后出现大汗淋漓、持续头痛、恶心、呕吐、胸痛、胸闷、脉搏过快或过慢、脉律不齐等情况，则提示患者病情严重，须立即拨打急救电话。

（6）不要急于让患者站起来，必须先确认患者的意识已完全恢复、无力感已消失，再帮助其慢慢坐起，以免再次摔倒。

三、昏迷

昏迷是意识障碍的最严重阶段。患者意识清晰度极度降低，对外界刺激无反应，程度较轻者存在防御反射及生命体征，严重者消失。

（一）病因

颅内病变和代谢性脑病是常见的两类病因。常见的颅内病变包括脑卒中、高血压脑病、癫痫、脑震荡、脑外伤等；代谢性脑病是指脑功能紊乱的一组疾病，多由严重糖尿病、尿毒症、甲亢危象、肝硬化、肝功能衰竭、中毒、中暑、电击伤、溺水等导致。

（二）主要症状

昏迷可分为浅昏迷、中昏迷和深昏迷，不同程度昏迷的症状有所不同，如表3-2所示。

表3-2　浅昏迷、中昏迷和深昏迷的主要症状

程度	主要症状		
	对周围事物和刺激的反应	生理反射	生命体征变化
浅昏迷	随意运动丧失，对周围事物和声音、强光等刺激无反应，仅对强烈的疼痛刺激有简单的肢体防御性运动和呻吟，伴痛苦表情	吞咽反射、咳嗽反射、角膜反射（角膜对接触产生的眼睑闭合反应）、瞳孔对光反射等均存在	无明显变化
中昏迷	对周围事物及各种刺激全无反应，对剧烈的疼痛刺激有防御反射	吞咽反射、咳嗽反射、瞳孔对光反射迟钝，角膜反射减弱	轻度变化
深昏迷	全身肌肉松弛，对周围事物和各种刺激全无反应	对各种刺激均无反应，一般的生理反射甚至病理反射均消失	明显改变，出现呼吸不规律、血压下降、大小便失禁等

 急救小贴士

　　快速判断昏迷的方法：首先确认患者还有呼吸，然后给予患者一定的刺激，如掐其上臂上方，如果患者对刺激没有反应，就可考虑患者发生了昏迷。

（三）现场急救方法

（1）保持周围环境安静，避免不必要的搬动，尤其要避免头部震动。

（2）协助患者采取稳定侧卧位（见图3-9），松解过紧的衣领和腰带，清除口腔内的呕吐物、分泌物及异物（假牙等）。注意：不要喂食、喂水，以防误入呼吸道引起窒息。

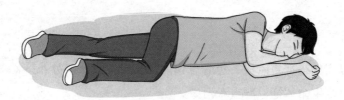

图3-9　稳定侧卧位

（3）对呼吸、心跳停止者立即进行心肺复苏。

（4）对有外伤者，可按有关外伤处理方法进行急救。

（5）现场如有条件可给予吸氧。

（6）立即拨打急救电话呼叫救护车。如果距离医院较近，可在现场实施急救后立即将患者送至医院救治，运送途中应使患者身体保持平稳。

（7）注意保暖，防止受凉。

（8）密切观察患者病情，注意患者的神志、呼吸、脉搏等生命体征，并及时记录和处理。

 急救零距离

生死急救暖人心

他人生命危急，在最关键的 15 分钟里，吴银银依靠得当的急救措施，对昏迷路人紧急施救，使其转危为安。

"马坤，马坤，你醒醒呀……"吴银银走在路上突然听到路边有人在哭喊。她赶紧跑过去，发现有人昏倒在了路边。此时，蹲坐在一旁的亲属正着急地呼喊着昏迷者的名字。

情况紧急，吴银银来不及多想，一边让患者的亲属赶快拨打 120，一边拍打患者的肩膀呼唤。发现患者没有任何反应后，吴银银又将手指放在患者的鼻孔处，发现患者呼吸特别微弱，于是赶紧把患者平放在地上，为患者实施心肺复苏。在一个循环快做完时，患者突然呼出了一口气，恢复了正常呼吸，慢慢睁开了眼睛。吴银银长出了一口气。

患者的手慢慢有了温度，意识也开始逐渐恢复，但是情绪不太稳定。为了防止患者再次发病，吴银银又开始耐心地为患者做心理疏导，安抚他的情绪。15 分钟后，120 急救车到了，吴银银帮忙把患者送上急救车，并向急救大夫说明了患者的情况。

事后有人问吴银银："你难道就不怕没有施救成功，因此惹上麻烦吗？"吴银银说："事后想起来我确实有点后怕，但当时没有想太多，毕竟救死扶伤是我应该做的，每一个人的生命都应当被尊重。如果下次再遇上这种情况，我还是会义无反顾地出手相助。"

（资料来源：中国文明网，有改动）

四、休克

休克是一种由有效循环血量锐减、全身微循环障碍引起的重要生命器官（脑、心、肺、肾、肝）严重缺血、缺氧的综合征。

（一）病因

休克的病因主要有各种心脏病导致的心功能障碍、中毒、严重创伤、严重感染（败血症、腹膜炎、中毒性菌痢等）、大量出血、大面积烧伤、严重腹泻、过敏（青霉素过敏等）、剧痛、脊髓损伤等。

（二）主要症状

1.休克早期

患者表现为精神紧张或烦躁不安、面色苍白、手足湿冷、心率加速、呼吸变快、尿量减少等，如图 3-10 所示。此时若能处理得当，休克常能较快纠正，否则病情继续发展，进入休克期。

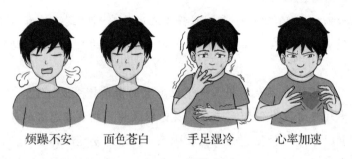

| 烦躁不安 | 面色苍白 | 手足湿冷 | 心率加速 |

图3-10　休克早期的主要症状

2.休克期

患者出现神情淡漠、反应迟钝，甚至出现意识模糊或昏迷，出冷汗，口唇、肢端青紫，脉搏细速，血压下降等，如图 3-11 所示。严重时，全身皮肤明显青紫，四肢湿冷，脉搏摸不到、血压测不出，少尿甚至无尿。

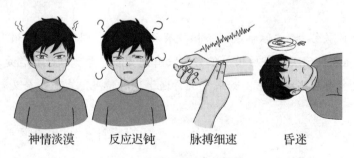

| 神情淡漠 | 反应迟钝 | 脉搏细速 | 昏迷 |

图3-11　休克期的主要症状

（三）现场急救方法

（1）首先处理危及患者生命的问题：对呼吸、心跳停止者，立即实施心肺复苏；对有外伤出血者，可按有关外伤处理方法进行急救。

（2）保持患者周围环境安静，不要随意搬动患者。一般为患者取中凹卧位，即头胸部与下肢稍予抬高，如图 3-12 所示；休克严重者，应将其头部放低，脚稍予抬高；有心力衰竭或肺水肿者，因呼吸困难不能平卧，可根据情况让其取半卧位或端坐位，以利于呼吸。

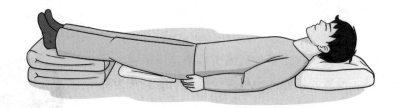

图3-12　中凹卧位

（3）松解患者领带、衣扣和腰带，及时清除口腔呕吐物、分泌物或异物，保持呼吸道通畅，并将头偏向一侧，以防误吸。

（4）对于低体温者，应注意保暖；对于高热者，应给予适当的降温，以物理降温为宜。

（5）现场如有条件可给予吸氧。

（6）不要喂食、喂水，以防误入呼吸道引起窒息。

（7）立即拨打急救电话呼叫救护车。如果距离医院较近，可在现场实施急救后立即将患者送至医院救治，运送途中应使患者身体保持平稳。

（8）注意检测患者的呼吸、脉搏、体温等生命体征及尿量情况，并及时记录和处理。

急救小助手

如何正确区分和救助晕厥、昏迷、休克者

晕厥、昏迷、休克的区别和现场急救方法如表3-3所示。

表3-3　晕厥、昏迷、休克的区别和现场急救方法

对比点	类型		
	晕厥	昏迷	休克
症状	意识丧失、肌张力消失、就地跌倒，有时可伴有尿失禁；一般为突然发作，发作后可迅速恢复	面色改变不大或面色潮红，人叫不醒，但还有呼吸、心跳；既可能是突然地丧失意识，也可能是逐渐丧失意识	面色苍白、四肢湿冷、呼吸急促、脉搏微弱（甚至摸不到）、神志模糊等
紧急程度	★★	★★★★	★★★★★
现场急救方法	（1）多数晕厥患者能够迅速缓解，无须紧急救治。 （2）让患者仰卧于平地上休息，患者一般可自行醒来	（1）保持安静，避免不必要的搬动，将患者置于稳定侧卧位。 （2）保证患者的气道通畅。 （3）立即拨打急救电话	（1）保持安静，不要随意搬动患者，根据患者情况摆放合适的体位。 （2）保证患者的气道通畅，有条件者立即给予吸氧。 （3）注意保暖。 （4）立即拨打急救电话

五、癫痫

癫痫（见图3-13）是一种由多种病因引起的，以脑神经元过度放电导致突然、反复和短暂的中枢神经系统功能失常为特征的慢性脑部疾病。

（一）病因

癫痫常由颅脑外伤、感染、中毒、脑血管疾病等损害引起，婴幼儿可能会因突发高热而出现癫痫发作。此外，遗传、疲劳、饥饿、便秘、饮酒、焦虑、情绪激动、睡眠不足等因素也与癫痫发作密切相关。

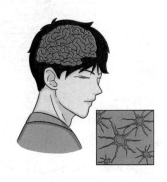

图3-13　癫痫

（二）主要症状

癫痫患者的症状多种多样，典型的癫痫发作以意识丧失和全身抽搐为特征。患者多突然神志不清，大叫一声，跌倒在地（常因此跌伤），双眼上翻或瞪目呆视，面色青紫，随即发生全身肌肉抽搐、咬牙、口吐白沫，有时可伴大小便失禁，如图3-14所示。

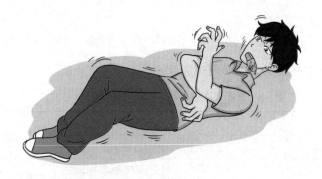

图3-14　癫痫的主要症状

（三）现场急救方法

（1）发现有人癫痫发作时，救助者可立即上前扶住患者，让其慢慢平躺在地上，如图3-15（a）所示，并迅速移开周围硬物、尖锐物体，以免对其身体造成伤害。对于已经跌倒并且面部着地的患者，应将其翻转过来，头偏向一侧，清除口腔异物，以免呼吸道阻塞。

（2）解开患者的衣领和腰带，使其呼吸道通畅，如图3-15（b）所示。

（3）可将毛巾或衣物折叠后垫在患者头下以保护头部。

了解癫痫的急救方法

（4）发作停止后，将患者置于侧卧位，以利于分泌物及呕吐物从口腔排出，防止流入气管引起呛咳和窒息，如图3-15（c）所示。

（5）如果患者连续发作（发作时间超过5分钟）或频繁发作，应立即拨打急救电话，将患者迅速送往医院，如图3-15（d）所示。

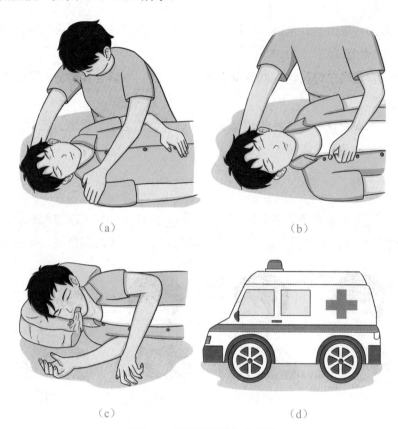

（a）　　　　　　　　　　　（b）

（c）　　　　　　　　　　　（d）

图3-15　癫痫的现场急救方法

急救小贴士

（1）患者抽搐时，不可强行按压其肢体，以免引起扭伤和骨折。癫痫发作过程中，为避免患者再受刺激，不要采用针刺或手掐人中穴的急救方法。

（2）患者发作时，不可强行在其牙齿之间或嘴里放任何东西。

（3）注意为患者保暖，并保持周围环境安静。

六、哮喘

支气管哮喘，简称"哮喘"，是指气道的过敏反应性疾病。

（一）病因

1. 遗传因素

研究发现，哮喘患者亲属的患病率高于群体患病率，并且亲缘关系越近，患病率越高。

2. 环境因素

可诱发哮喘的环境因素有尘螨、花粉、动物毛屑、谷物粉、活性染料等。

3. 药物和食物因素

阿司匹林、普萘洛尔等药物，以及鱼、虾、蟹、蛋、牛奶等食物易诱发哮喘。

4. 其他因素

大气污染、气候变化、急性呼吸道感染、妊娠、剧烈运动、吸烟、肥胖、精神过度紧张或身体过度疲劳等也易诱发哮喘。

（二）主要症状

哮喘主要表现为反复发作的喘息、气促、胸闷、咳嗽等，强度随时间变化，常在夜间和（或）清晨发作、加剧，大多数患者可自行缓解或经药物治疗得到控制，如图 3-16 所示。

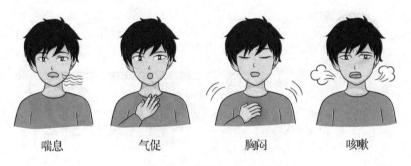

| 喘息 | 气促 | 胸闷 | 咳嗽 |

图3-16 哮喘的主要症状

（三）现场急救方法

（1）对能明确过敏原的患者，应尽快使其脱离危险因素。

（2）如果患者因严重缺氧出现昏迷，应立即拨打急救电话，并将患者置于通风处；如果患者出现心跳、呼吸骤停，应立即开始心肺复苏。

了解哮喘的急救方法

（3）患者病情发作时，要注意疏散围观人员，尽量给患者一定的空间，使患者处于通风的安静环境中。

（4）协助患者取半卧位（见图 3-17）或坐位，松解患者的衣领和腰带，并及时安慰患者，避免其焦虑情绪加重病情。

（5）若患者自身携带气雾剂，应立即协助使用，并记录吸入的次数，同时检查、记录患者的呼吸和脉搏。

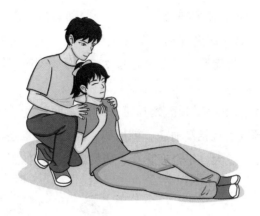

图3-17 半卧位

（6）有条件时可给予氧气吸入。

（7）注意为患者保暖，不要让患者着凉。

（8）患者的呼吸情况通常会在数分钟内改善，如果患者的情况在10分钟内仍无改善或病情加重，应立即拨打急救电话或送附近医院进行治疗。

 急救小贴士

哮喘患者可通过以下方法来积极预防哮喘的发生：

（1）避免与哮喘有关的诱发因素，如花粉、感冒、吸烟、精神紧张等。

（2）按医嘱规范用药，掌握正确的吸药技术，并注意自我监测病情。

（3）身边常备药物，以便哮喘发作时及时使用。

（4）常备描述有哮喘症状和急救方法的小卡片，放在便于找到的口袋中，当哮喘发作无法用语言表达时，及时出示卡片寻求帮助。

（5）家中可常备氧气，以便呼吸困难时立即吸氧缓解症状。

七、脑卒中

脑卒中是一种因脑部血管阻塞或破裂引起脑血流循环障碍和脑组织功能或结构损害的疾病。脑卒中发病率高，发病急，病情进展迅速，致死、致残率高。

（一）病因和危险因素

脑卒中可分为缺血性脑卒中（脑梗死等）和出血性脑卒中（脑出血等）两类，如图3-18所示。

1. 病因

脑梗死常见的病因是脑动脉粥样硬化，其次为脑动脉炎、高血压、糖尿病和血脂异常等；绝大多数脑出血是由高血压合并动脉粥样硬化导致，在情绪激动、精神紧张、剧烈活动、用力过度、咳嗽、排便等情况下易发生，寒冷或气温骤变时节发生较多。

2. 危险因素

脑卒中的危险因素分为不可干预因素与可干预因素两种。不可干预因素包括年龄、性别、遗传因素等，可干预因素包括高血压、糖尿病、高血脂、心脏病、长期熬夜、吸烟、酗酒、超重、缺乏运动、压力过大、不合理膳食、药物滥用等，如图3-19所示。

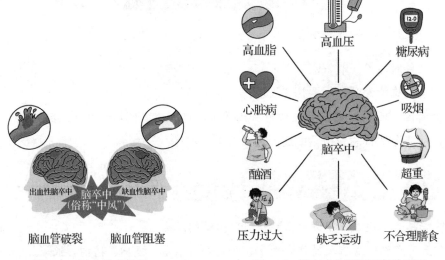

图3-18　脑卒中的种类

图3-19　脑卒中的可干预危险因素

（二）主要症状

脑卒中的主要症状有原因不明的突发剧烈头痛（脑梗死一般无此症状），眩晕、失去平衡或协调性，恶心、呕吐，一侧脸部、手臂或腿突然乏力或麻木，不同程度的意识障碍，双侧瞳孔不等大，说话或理解有困难，偏瘫，吞咽困难或流口水等。

关注脑卒中，
做好积极预防

 急救小助手

利用"BE FAST 口诀"快速识别脑卒中

2021年7月，中国卒中学会正式发布了识别卒中早期症状的"BE FAST 口诀"（见图3-20），前5个字母各代表一个早期症状，最后1个字母是提醒一旦发现卒中症状，就要马上拨打急救电话，立刻就医：

B（balance，平衡）：平衡或协调能力丧失，突然出现行走困难。

E（eyes，眼睛）：突发视力变化，视物困难。

F（face，面部）：面部不对称，口角歪斜。

A（arms，手臂）：手臂突发无力感或麻木感，通常出现在身体一侧。

S（speech，语言）：说话含混，不能理解别人的语言。

T（time，时间）：上述症状提示可能出现卒中，请勿等待症状自行消失，应立即拨打 120 获得医疗救助。

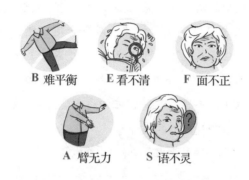

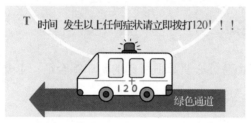

图3-20 脑卒中"BE FAST口诀"快速识别法

（三）现场急救方法

（1）及时拨打急救电话，或送附近医院诊治。

（2）将患者置于平卧位（脑出血患者头部可稍垫高），松解衣领，将头部偏向一侧，以防误吸呕吐物和分泌物，同时注意及时清除呕吐物和分泌物，保持呼吸道通畅。

（3）嘱患者不要随意活动，并尽量减少对患者不必要的搬动。

（4）保持通风，如有条件可给予吸氧。

（5）密切观察患者的呼吸、脉搏等生命体征变化，如出现心跳、呼吸停止，应立即进行心肺复苏。

（6）暂时禁止患者进食及饮水。

急救小助手

脑卒中的预防和治疗原则

脑卒中患者应坚持预防为主、药物治疗和非药物治疗（矫正不良生活习惯）相统一的综合性治疗。

（1）脑卒中患者多数患有高血压、高血脂、糖尿病、冠心病、动脉粥样硬化等，尽早、积极、有效地控制和治疗这些基础原发病，能有效降低脑卒中的发病率。

（2）维持良好的饮食习惯和饮食规律，避免食用高脂、油炸食物，限制食盐的摄入（提倡人均每日食盐摄入量不高于5克），多吃蔬菜、水果、谷类食物。

（3）避免过度劳累，并改掉不良习惯，如抽烟、酗酒、熬夜等。此外，还要坚持适度锻炼，以身体微汗、不感到疲劳、运动后自感身体轻松为准。

（4）保持健康的心态和良好的情绪。

（5）定期做专项体检，如定期监测血糖、血压等。

八、急性冠脉综合征

急性冠脉综合征是指由急性心肌缺血引起的临床综合征，主要包括急性心肌梗死和不稳定型心绞痛。

急救小助手

心绞痛的分类

1. 劳累性心绞痛

劳累性心绞痛是由运动、情绪激动或其他增加心肌需氧量的情况所诱发的短暂胸痛发作，休息或舌下含服硝酸甘油后，疼痛常可迅速消失。劳累性心绞痛又可分为以下三类：

（1）初发型心绞痛：劳累性心绞痛病程在一个月以内。

（2）稳定型心绞痛：劳累性心绞痛病程稳定在一个月以上。

（3）恶化型心绞痛：同等程度劳累所诱发的胸痛发作次数、严重程度及持续时间突然加重。

2. 自发性心绞痛

自发性心绞痛的特征是，胸痛发作与心肌需氧量的增加无明显关系。与劳累性心绞痛相比，这种疼痛一般持续时间较长，病情较重，且不易为硝酸甘油缓解。

初发型心绞痛、恶化型心绞痛和自发性心绞痛常统称为不稳定型心绞痛。

（一）危险因素和诱发因素

1. 危险因素

存在心血管疾病危险因素的人群是急性冠脉综合征的高危人群，且同时具有的危险因素越多，患病的可能性就越大。常见的心血管疾病危险因素有高血压、高血脂、糖尿病、吸烟、缺乏运动及心血管病家族史等。

2. 诱发因素

劳累、剧烈运动、突然用力、情绪激动、饱餐、吸烟、寒冷等是诱发此病（主要为心绞痛）的常见原因。

（二）主要症状

1. 前驱症状

约半数患者在发病前有乏力、胸部不适，活动时心悸、气急、烦躁等症状。

2. 发病时的症状

（1）胸痛（见图3-21）：表现为胸前区压榨性疼痛，可向左肩、背、颈、下颌放射，呈间断性或持续性发作。心绞痛持续时间短，一般每次为1～5分钟；心肌梗死持续时间长，一般为数小时甚至1～2天，且痛感更剧烈。

（2）胸闷：患者可感到憋闷或有胸部压迫感，严重时可出现呼吸困难或呼吸急促。

（3）其他症状：患者可伴有出汗、恶心、呕吐、面色苍白、口唇青紫、恐惧和濒死感等表现。严重者还会有休克的表现，如血压下降、皮肤湿冷、脉搏细速、尿量减少等。

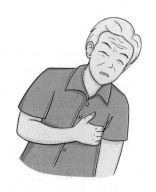

图3-21　胸痛的表现

（三）现场急救方法

（1）立即帮助患者原地静卧休息，并解开患者的衣领和腰带。注意：禁止患者用力和进行任何体力活动。

（2）稳定患者情绪，避免其再受刺激。

（3）有条件者，可让心绞痛患者舌下含服硝酸甘油，疑似急性心肌梗死患者嚼服阿司匹林（对阿司匹林过敏，或有消化道出血、脑出血病史的患者不能服用）。

（4）有条件者可帮助患者吸氧。

（5）密切观察患者病情，若出现心跳、呼吸停止，应立即进行心肺复苏，并尽早使用 AED。

（6）立即拨打急救电话，经医生指导稳定病情达到转运条件后，尽快将患者送往医院。

任务实施

"世界卒中日"主题海报制作

任务背景

每年的 10 月 29 日是"世界卒中日"，它是由世界卒中组织呼吁设立的，目的是在全球范围内加强公众对脑卒中的认识。2022 年 10 月 29 日是第 17 个"世界卒中日"，主题是"识别卒中早一秒，挽救大脑恢复好"，口号是"争分夺秒，挽回生命"。

任务要求

请以小组为单位，根据第 17 个"世界卒中日"的主题和口号，结合所学知识并查阅相关资料，以图文结合的方式制作一份宣传海报。

任务评价

请评价人员根据表 3-4 对上述任务实施情况进行评价。

表3-4　任务实施评价表

考核内容	评价标准	分值	评价得分		
			自评分	互评分	师评分
知识与技能考核	能够正确宣传脑卒中的危害和相关危险因素，加强公众对脑卒中的重视程度	20			
	能够正确宣传脑卒中的症状，提高公众对脑卒中的识别能力	30			
	能够准确宣传脑卒中急救的必要性和急救要点，加强公众对脑卒中尽早救治、正确救治的意识	30			
	小组协作良好，海报制作精美	10			
综合素养考核	能够积极参与急救知识的宣传，引导公众更加关注自身健康、重视急救	10			
合计		100			
总分（自评分 ×20% ＋互评分 ×20% ＋师评分 ×60%）					

项目检测

一、单项选择题

1. 成年人低血糖症的判断标准是空腹血糖浓度（　　　）。

　　A．≤ 2.8 毫摩尔 / 升　　　　　　　　B．≤ 3.8 毫摩尔 / 升

　　C．≤ 3.9 毫摩尔 / 升　　　　　　　　D．≤ 4.0 毫摩尔 / 升

2. 某人突发转移性右下腹痛伴发热，提示其所患疾病可能是（　　　）。

　　A．急性胰腺炎　　　　　　　　　　　B．急性阑尾炎

　　C．急性胃肠炎　　　　　　　　　　　D．急性胆囊炎

3. 若患者对周围事物及各种刺激全无反应，但对剧烈的疼痛刺激有防御反射，则其昏迷程度为（　　　）。

　　A．浅昏迷　　　　　　　　　　　　　B．中昏迷

　　C．深昏迷　　　　　　　　　　　　　D．重昏迷

4. 小王突然表现为面色苍白、四肢湿冷、呼吸急促、脉搏微弱、神志模糊，他最可能是发生了（　　　）。

　　A．晕厥　　　　　　　　　　　　　　B．昏迷

　　C．休克　　　　　　　　　　　　　　D．癫痫

5. 脑出血最常见的病因是（　　　）。

　　A．剧烈活动　　　　　　　　　　　　B．情绪激动

　　C．血脂异常　　　　　　　　　　　　D．高血压合并动脉粥样硬化

二、判断题

1. 过敏的发生与遗传因素无关。　　　　　　　　　　　　　　　　　（　　）

2. 大量饮酒会引起低血糖。　　　　　　　　　　　　　　　　　　　（　　）

3. 晕厥患者经充分休息后一般能够自行缓解。　　　　　　　　　　　（　　）

4. 哮喘常在中午最热时发作。　　　　　　　　　　　　　　　　　　（　　）

5. 急性冠脉综合征主要包括急性心肌梗死和不稳定型心绞痛。　　　　（　　）

三、简答题

1. 简述低血糖症的现场急救方法。

2. 如何区别晕厥、昏迷和休克？

3. 简述脑卒中的主要症状和现场急救方法。

项目评价

表3-5 项目学习成果评价表

班级		组号		
姓名		学号		
项目名称				
评价项目	评价标准	分值	评价得分	
			自评分	师评分
知识	熟悉过敏、晕动病、低血糖症等常见一般病症的病因和主要症状	10		
	掌握过敏、晕动病、低血糖症等常见一般病症的现场急救方法	10		
	熟悉高血压急症、晕厥、昏迷等常见急危重症的病因和主要症状	10		
	掌握高血压急症、晕厥、昏迷等常见急危重症的现场急救方法	10		
技能	能够对常见一般病症和急危重症进行快速识别	10		
	能够对常见一般病症和急危重症进行科学的急救处理	20		
素质	对本项目内容兴趣浓厚，能够积极思考，主动学习	10		
	具有团队精神，积极参与任务，与小组成员配合良好	10		
	能够坚定地走在"全民急救知识与技能普及"的路上，为"让急救知识成为生活常识"贡献自己的力量	10		
合计		100		
总分（自评分 ×40% ＋师评分 ×60%）				
自我评价				
教师评价				

项目四 常见意外伤害的现场急救

知识目标

◎ 了解气道异物梗阻、急性中毒、烧（烫）伤、电击伤、淹溺、中暑、冻伤、咬伤与蜇伤等常见意外伤害的概念。

◎ 熟悉气道异物梗阻、急性中毒、烧（烫）伤、电击伤、淹溺、中暑、冻伤、咬伤与蜇伤等常见意外伤害的病因和主要症状。

◎ 掌握气道异物梗阻、急性中毒、烧（烫）伤、电击伤、淹溺、中暑、冻伤、咬伤与蜇伤等常见意外伤害的现场急救方法。

技能目标

◎ 能够对不同的意外伤害患者实施正确的现场救护措施。

素质目标

◎ 具有敬佑生命、救死扶伤、大爱无疆的急救精神。

◎ 能够临危不惧，勇往直前，积极救护公众生命。

任务一

有备无患，固守安全
——掌握常见室内意外伤害的现场急救方法

任务导入

　　一名 3 岁男童一边看动画片一边吃饭，时不时"咯咯"一笑，结果一块虾肉呛入气管。他的母亲吓得束手无策，父亲试图用筷子夹出虾肉，谁知筷子一碰，虾肉反而下滑。父母这时才想起拨打 120，等医生匆匆赶至，距离孩子被噎已过去二十多分钟。最终，男童因窒息时间太久，抢救无效死亡。

请思考： 当儿童因食物噎住导致气道阻塞时，应采取什么方法进行急救处理？

知识讲解

一、气道异物梗阻

　　气道异物梗阻是指个体不慎将异物吸入喉、气管、支气管后所产生的一系列呼吸道症状，多发生于婴幼儿和老年人。

（一）原因

（1）婴幼儿磨牙未萌出或萌出不全，咀嚼功能不完善，易将较粗大的食块误吸入气管。此外，婴幼儿喉部保护性反射功能不健全，不易把误入气道的食块立即咳出。

（2）儿童嘴中含物玩耍或进食时运动、受惊、讲话、大笑或哭闹。

（3）老年人吞咽功能差，或牙齿、义齿不慎脱落。

（4）成人进食过快，或进食时大笑、说话等。

（5）处于昏迷、麻醉状态下的患者可能会将呕吐物呛入气管。

（二）主要症状

　　气道部分阻塞者能用力咳嗽，但咳嗽停止时出现喘息声，呼吸困难，烦躁不安；气道完全阻塞者不能说话、咳嗽和呼吸，面部、口唇青紫，表情痛苦，并用手掐住自己的颈部，摆出"V"形手势，此为气道异物梗阻患者的典型体征，如图4-1所示。如不能及时解除梗阻，患者将丧失意识，停止呼吸，甚至很快死亡。

（三）现场急救方法

当怀疑意识清楚的人发生气道异物梗阻时，可询问："你被卡了吗？需要我救助吗？"清醒的患者会点头同意实施救治。

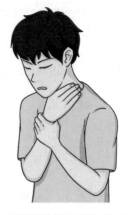

图4-1 气道异物梗阻者的"V"形手势

若患者表现出轻度的气道梗阻症状，应鼓励患者用力咳嗽，争取排出异物，而不要立即进行叩击背部、冲击腹部和胸部等现场急救处理，以免导致严重的并发症或加重气道梗阻。

若患者表现出严重的气道梗阻症状，但意识清醒，应当立即拨打急救电话，并根据情况采取腹部冲击或胸部冲击等方法进行施救。

1. 成人和大于1岁的儿童的现场急救

（1）腹部冲击法（海姆利希手法）

此法适用于意识清楚的患者。

操作方法：① 让患者呈站立位（或坐位），救助者站在患者身后，一足置于患者双足之间，双臂环抱患者腰部，让患者稍稍弯腰、头部前倾。② 救助者一手握拳，以拇指侧顶住患者剑突（位于胸骨体下端的薄骨片）与脐之间的腹部，另一手紧握该拳，快速向内、向上冲击腹部，反复冲击直到把异物排出，如图4-2所示。

腹部冲击法

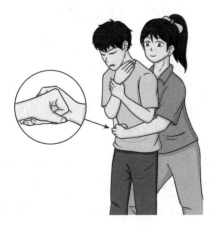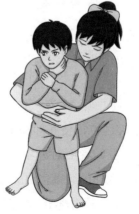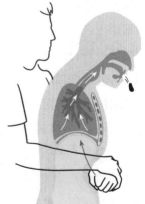

图4-2 腹部冲击法

急救小助手

海姆利希手法手势口令

为了方便记忆，可将海姆利希手法简单记忆为一个手势口令：剪刀、石头、布。

（1）剪刀：指找到肚脐上两横指的位置，如图4-3所示。

（2）石头：指用一只手握拳，顶住两横指上方位置。

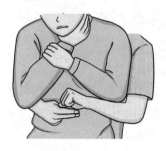

图4-3　腹部冲击部位

（3）布：指用另一只手包住"石头"，快速向内、向上冲击，反复操作直到异物排出。

（2）胸部冲击法

此法适用于孕妇或过度肥胖者。

操作方法：① 让患者呈站立位（或坐位），救助者站在患者身后，一足置于患者双足之间，双臂经患者腋下环抱其胸部。② 救助者一手握拳，拇指侧顶住患者胸骨中部（注意避开剑突和肋骨下缘），另一手握住拳头，向后冲击，重复动作直至把异物排出，如图4-4所示。

（3）自行腹部冲击法

此法适用于意识清醒的患者本人自救。

操作方法：患者一手握拳，以拇指侧顶住剑突与脐之间的腹部，另一手紧握该拳，快速向内、向上冲击腹部，重复进行直到把异物排出，如图4-5所示。如果未成功，患者应快速将上腹部倾压在一个硬质的物体上，如椅背、桌沿、走廊护栏，然后用力冲击腹部，重复动作直到把气道异物排出，如图4-6所示。

（4）仰卧位腹部冲击法

此法适用于已确定为气道异物梗阻，处在气体交换障碍引发的昏迷不醒状态下的患者。

操作方法：① 将患者置于仰卧位，使其仰头抬颈，呈气道打开状态，检查并取出口腔中可见的异物（包括义齿）。② 救助者面对患者，骑跨在患者的髋部，双膝跪地，上身前倾，一手掌根放在患者剑突和脐之间的腹部，另一手叠放在此手手背上。③ 快速向上、向内冲击患者的腹部，重复动作直至将异物排出，如图4-7所示。操作时要注意方向不要偏斜，以防损伤内脏。

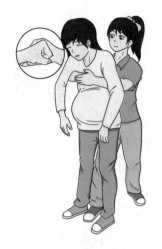

图4-4 胸部冲击法

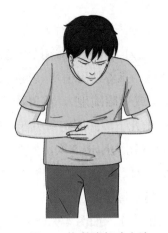

图4-5 自救腹部冲击法

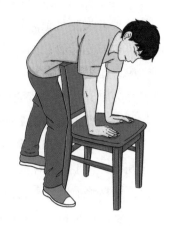

图4-6 椅背腹部自救法

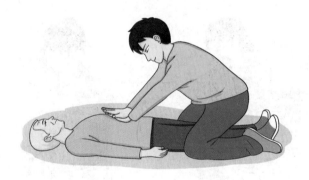

图4-7 仰卧位腹部冲击法

（5）仰卧位胸部冲击法

此法适用于已确定为气道异物梗阻，意识不清的孕妇或过度肥胖者。

操作方法：① 将患者置于仰卧位，使其仰头抬颈，呈气道打开状态，检查并取出口腔中可见的异物（包括义齿）。② 救助者跪在患者一侧，双手交叉、掌根重叠，快速冲击胸骨中部，重复操作直至异物排出，如图 4-8 所示。

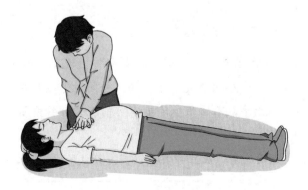

图4-8 仰卧位胸部冲击法

2. 婴儿（1岁以下）的现场急救

怀疑婴儿发生气道异物梗阻时，如婴儿咳嗽有力，应鼓励其连续自主咳嗽，以咳出异物；如婴儿咳嗽无力或呼吸困难明显，甚至出现意识丧失，应立即采取解除气道梗阻措施，推荐使用拍背/冲胸法。

拍背/冲胸法

操作方法：① 救助者取坐位（或单膝跪地），前臂放于大腿上，将患儿俯卧于前臂上，手指张开托住患儿下颌并固定其头部，保持头低位，用另一手的掌根部在患儿背部肩胛区用力叩击5次，如图4-9（a）所示。② 拍背后，将手放于患儿背部，手指托住其头颈部，双手协作小心地将患儿翻转过来，使其仰卧于另一手的前臂上；然后将前臂置于大腿上，仍维持头低位，用另一手两指快速、冲击性按压婴儿两乳头连线正下方，每秒1次，连续按压5次，如图4-9（b）所示。如能看到患儿口或鼻中有异物，可小心将其取出；如不能看到异物，则继续重复上述动作，直到异物排出。

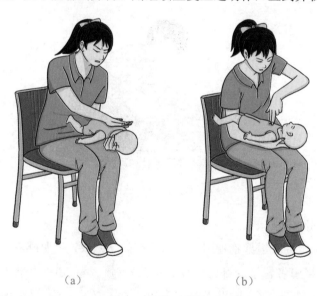

（a）　　　　　　　　　　（b）

图4-9　拍背/冲胸法

 急救小贴士

（1）如果确定是异物完全阻塞气道，患者即将出现窒息和死亡，应立即现场采取气道阻塞急救法，力争尽快恢复气道通畅，并同时呼救和拨打急救电话，千万不要不经评估就直接将患者送往医院（除非有可能在3分钟内将患者从现场送至医院），以免途中发生意外。

（2）对于意识丧失的患者，应立即实施心肺复苏救治。

急救快车道

气道异物梗阻者的急救流程

气道异物梗阻者的急救流程如图 4-10 所示。

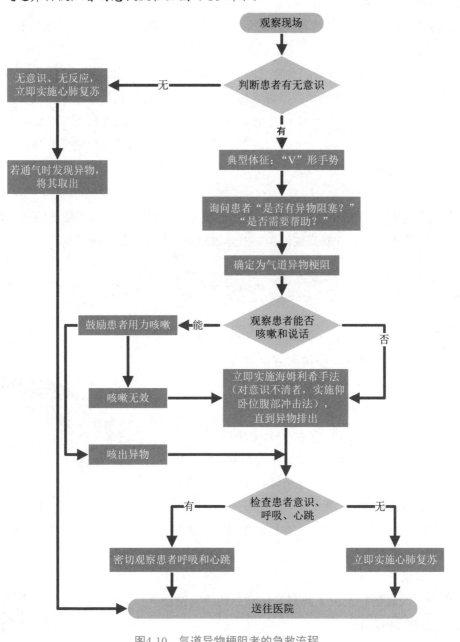

图4-10 气道异物梗阻者的急救流程

二、急性中毒

（一）急性食物中毒

急性食物中毒是指因食入被病毒、细菌、细菌毒素或有毒物质（有毒的动物、植物及化学物质）污染的食物而引起的中毒性疾病。食物中毒具有潜伏期短、突然和集体暴发的特点。

1．原因

食入被细菌及其毒素污染的食物（肉类、鱼类、奶类、剩饭菜等）而引起的食物中毒是最常见的。此外，食用被真菌及其毒素污染的食物（发霉的花生、玉米、大米、小麦、大豆、小米和黑斑甘薯等）、被有毒有害化学品（亚硝酸盐、有机磷农药、甲醇等）污染的食物、含有某种有毒成分的动物性食物（河豚、鲌鱼、织纹螺等）或植物性食物（毒蘑菇、发芽马铃薯等）也可引起食物中毒。

2．主要症状

食物中毒者的主要症状包括恶心、呕吐、腹痛、腹泻，还可因上吐下泻而出现脱水症状，如口干、眼窝下陷、皮肤弹性消失、肢体冰凉等，甚至可能出现休克。

急救小助手

急性食物中毒的其他特殊症状

（1）毒蘑菇中毒：食用有毒蘑菇后，中毒者除了有胃肠道症状外，还会出现痉挛、流口水、幻视、幻觉、手发抖等症状。

（2）河豚中毒：食用未经妥善加工的河豚（见图4-11）易引起中毒，中毒者食用后2～3小时会出现舌头或手足麻木，4小时以上可出现呼吸麻痹，继而可能会出现死亡。

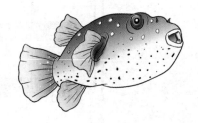

图4-11　河豚

3．现场急救方法

（1）了解情况

向中毒者及其随行人员了解其发病前后的进食情况，一旦确定为食物中毒，应立即进行急救。

（2）催吐

催吐是食物中毒最主要的紧急处理办法。如果中毒者吃下食物的时间不长（2小时内），毒物还停留在胃内，可以用催吐的方法让中毒者把

急性食物中毒的
急救方法

毒物吐出，以减少毒素的吸收，如图4-12（a）所示。常见的催吐方法：①用手指、汤匙柄、筷子等刺激中毒者舌根部。如果食物过于黏稠不易吐出，可先让中毒者饮温清水或盐水进行稀释后再催吐。②有条件时，可让中毒者饮用冷盐水（食盐20克加入200毫升开水中冷却）、姜汁（生姜100克捣碎取汁，加入200毫升温水中）等催吐。

（3）导泻

如果中毒者在进食2个多小时后出现中毒症状，且精神尚好，可通过服用导泻药物，促使中毒食物尽快排出体外，如图4-12（b）所示。

（4）解毒

如果是进食了变质的鱼、虾、蟹等海鲜类食物，可以将100毫升食醋与200毫升水混合后，让中毒者一次服下。

（5）尽快送医

经上述方法未见好转或中毒较重者，应尽快送往医院或拨打急救电话，如图4-12（c）所示。等待救治过程中应保持周围环境安静，并注意为中毒者保暖，防止受凉。

（6）送检样本

保留好剩余的食物，并带到医院确认中毒的具体原因，以便于医生进行有针对性的急救。

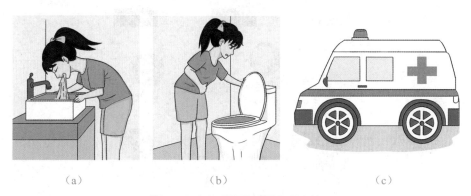

（a）　　　　　　　　　（b）　　　　　　　　　（c）

图4-12　食物中毒的现场急救方法

急救小贴士

（1）呕吐及腹泻有助于清除胃肠道内残留的毒素，所以发病早期一般不予止吐和止泻。

（2）不主张对婴儿、昏迷者进行催吐。对年龄稍大的孩子，可在其清醒的情况下进行催吐。

（3）催吐时，应让中毒者保持前倾位，以防误吸造成窒息。

（4）让中毒者多喝淡盐水或加糖的淡盐水，以补充丢失的水分和无机盐。

（二）一氧化碳中毒

一氧化碳中毒，俗称"煤气中毒"，是指含碳物质燃烧不完全时产生的一氧化碳（无色、无味气体）经呼吸道过量吸入引起的中毒。

1. 原因

（1）生活中毒

当通风不良时，家庭用煤炭炉取暖、煤气泄漏、燃气热水器漏气、在密闭空调车内滞留时间过长及身处火灾现场等，均易引起一氧化碳中毒。

（2）工业中毒

炼钢、炼焦、烧窑、矿井放炮等过程中均可产生大量一氧化碳，炉门关闭不严、管道泄露、煤矿瓦斯爆炸时也会有大量一氧化碳产生，均可引起一氧化碳中毒。

2. 主要症状

一氧化碳中毒者的症状表现与空气中的含氧量、一氧化碳浓度、一氧化碳暴露时间及是否伴有其他有毒气体（二氧化硫等）有关，也与中毒者中毒前的身体健康状况及中毒时的体力活动有关。根据中毒者症状表现不同，可将一氧化碳中毒分为轻度中毒、中度中毒和重度中毒，如图 4-13 所示。

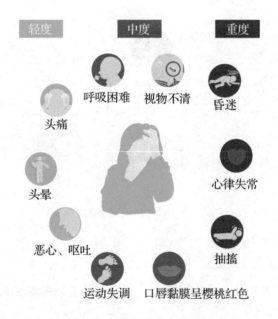

图4-13　一氧化碳中毒的症状

（1）轻度中毒

轻度中毒者表现为头晕、头痛、恶心、呕吐、四肢无力等。

（2）中度中毒

中度中毒者除上述症状加重外，还会出现口唇黏膜呈樱桃红色、胸闷、呼吸困难、烦躁、幻觉、视物不清、运动失调、判断力下降、嗜睡、浅昏迷等。

（3）重度中毒

重度中毒者可出现深昏迷、抽搐、呼吸抑制、肺水肿、心律失常、心力衰竭等，若不及时抢救可危及生命。

急救互动营

情景设定：一名老人独自居住在一间平房，平时用煤炉取暖。今日晨起后，老人感觉四肢无力，勉强坐起后出现剧烈的头痛、头晕、心悸，伴恶心、呕吐，且活动困难。老人勉强爬出门外求救。

请以小组为单位，讨论以下问题：

（1）老人出现上述情况的原因可能是什么？

（2）老人病情严重程度如何？

3．现场急救方法

（1）迅速打开门窗，将中毒者移出中毒现场，转移至空气新鲜、流通处，有条件的尽快给中毒者吸氧，同时拨打急救电话。

（2）离开现场后，让中毒者取侧卧位躺下。松解中毒者的衣领，检查其呼吸道是否畅通，若发现口鼻内有分泌物和呕吐物，应立即清除。

一氧化碳中毒的
急救与预防

（3）对呼吸、心跳停止者，应立即实施心肺复苏。

（4）对于处于昏迷状态或有抽搐症状的中毒者，可在其头部放置冰袋，以减轻脑水肿。

（5）保持安静，并注意为中毒者保暖。

（6）对于程度较重的中毒者，进行现场救治的同时应迅速将其送往医院抢救，但运送过程中不要中断急救措施。

急救小贴士

（1）进入室内之前应先确定安全再进屋。如有爆炸的危险应先避险，并拨打110、119报警。

（2）在中毒环境或空气不流通的情况下，禁止使用易产生明火、电火花的设备，如蜡烛、门铃、电灯等，以防产生电火花而引起爆炸。

（3）因一氧化碳的密度比空气的略小，故浮于上层，救助者在进入和撤离现场时，如能匍匐行动（同时用湿毛巾捂住口鼻）会更安全。

（三）有机磷杀虫药中毒

有机磷杀虫药中毒是指有机磷杀虫药在短时间内大量进入人体后造成的以神经系统损害为主的中毒病症。有机磷杀虫药具有蒜臭味，对人、畜均有毒性，在生产和使用过程中，若不注意防护，容易因误服、误吸而导致不同程度的中毒。

1. 主要症状

有机磷杀虫药中毒者的症状轻重取决于毒物的种类、剂量、机体状况及毒物侵入途径等。经皮肤黏膜吸收中毒者，一般在 2 ～ 6 小时内出现症状；经呼吸道或消化道吸收中毒者，可在几分钟至数十分钟内出现症状。根据病情的轻重，可将有机磷杀虫药中毒分为以下三度。

（1）轻度中毒

轻度中毒者有恶心、呕吐、腹痛、腹泻、流口水、多汗、瞳孔缩小等表现。

（2）中度中毒

中度中毒者除上述症状加重外，还会有瞳孔明显缩小、呼吸困难、肌纤维颤动等表现。

（3）重度中毒

重度中毒者除有上述表现外，还可见瞳孔针尖样缩小、呼吸麻痹、昏迷等。

2. 现场急救方法

（1）迅速清除毒物：对于接触性中毒者，立即脱去其被污染的衣服，并用大量清水或肥皂水彻底冲洗被污染的皮肤及毛发（禁用热水或酒精冲洗），用清水或生理盐水冲洗眼睛；对于吸入性中毒者，立即将其抬离中毒现场，转移至空气新鲜处；对于意识清醒的口服中毒者，立即催吐。

（2）保持气道通畅，及时清除呼吸道分泌物。对呼吸、心跳停止者，立即实施心肺复苏。

（3）立即拨打急救电话求救。

（4）加强心理护理：关心、体贴中毒者，多给予安慰，同时注意保护好中毒者的隐私。

 急救小贴士

> 清除毒物时要注意：敌百虫（有机磷杀虫药的一种）接触皮肤时，不可用肥皂水冲洗。

（四）急性酒精中毒

急性酒精（乙醇）中毒是指短时间内一次性饮用了过量的酒精制品后出现的急性中毒症状，俗称"醉酒"。

1. 主要症状

急性酒精中毒者的症状表现与饮酒量及个体耐受性有关，分为以下三期。

（1）兴奋期

中毒者颜面潮红或苍白，呼出气带酒味，有欣快感，情绪不稳、喜怒无常，或兴奋多语，或粗鲁无理、有攻击行为，或沉默、孤僻。

（2）共济失调期

中毒者肌肉运动不协调，具体表现为行动笨拙、步态不稳，言语含混不清，眼球震颤、视物模糊，还可出现恶心、呕吐、嗜睡等症状。

（3）昏迷期

中毒者进入昏睡状态，皮肤湿冷、瞳孔散大、体温降低、呼吸减慢且有鼾声，严重者可发生呼吸、循环衰竭而危及生命。

2. 现场急救方法

（1）保持中毒者的呼吸道通畅：帮助中毒者取侧卧位，以防呕吐物误吸，并解开其衣领和腰带，及时清除其口鼻内的分泌物，如图4-14（a）所示。

（2）注意为中毒者保暖，以保持正常体温，如图4-14（b）所示。

（3）让中毒者适量饮水，促进酒精的排出，如图4-14（c）所示。

（4）轻症中毒者无须治疗，而对昏迷不醒者，应注意其是否同时服用了其他药物（头孢类药物等），并及时拨打急救电话，迅速送往医院救治，如图4-14（d）所示。

（5）做好中毒者的安全防护，对躁动或有激越行为者，必要时可给予适当的保护性约束，以免其发生意外损伤。

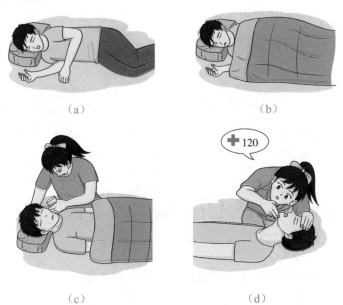

图4-14　急性酒精中毒的现场急救方法

（五）急性镇静催眠药中毒

镇静催眠药是指一类对中枢神经系统具有抑制作用，能起到镇静和催眠作用的药物。常用的镇静催眠药可分为苯二氮䓬类（地西泮等）、巴比妥类（巴比妥、苯巴比妥等）、非巴比妥非苯二氮䓬类（水合氯醛、格鲁米特等）和吩噻嗪类（氯丙嗪、奋乃静等）。此类药物必须遵医嘱按正确剂量服用，若一次大剂量服用则会引起中毒。

1. 主要症状

中毒者主要表现为嗜睡、头晕、言语含混、运动不协调等，严重者可出现昏迷、休克、呼吸抑制甚至呼吸停止等。

2. 现场急救方法

（1）对于意识清醒的中毒者，可采取催吐、导泄等方法减少体内毒物含量。

（2）若中毒者已意识不清，应先检查气道，清除其口鼻内分泌物，保持呼吸道通畅。

（3）如中毒者呼吸、心跳停止，应立即实施心肺复苏。

（4）立即拨打急救电话，尽快将中毒者送往医院救治，同时将中毒者的呕吐物标本、药瓶、剩余药物等带至医院，以便查明中毒原因。

（5）对于服药轻生的中毒者，还要耐心与其沟通，倾听其内心想法，疏导其不良情绪，避免其再度轻生。

三、烧（烫）伤

烧伤多是由火焰、热液（热水、热汤、热油等）、高温气体、热金属等所导致的人体组织损伤（热液、蒸汽所致的烧伤也可称为烫伤）。由电、腐蚀性化学物质（强酸、强碱等）、放射性物质所致的组织损伤也属于烧伤的范畴。

（一）主要症状

伤者主要表现为创面皮肤潮红、疼痛，可出现大小不等的水疱，严重时可出现皮肤表面焦黄或碳化，甚至肢体残缺，还可能出现心率增快、脉搏微弱、呼吸浅快、口渴等休克表现。

 急救小助手

烧伤深度的评估方法

一般采用三度四分法对烧伤深度进行评估，即 I 度、浅 II 度、深 II 度和 III 度，如图 4-15 所示。

（1）Ⅰ度烧（烫）伤：又称红斑性烧（烫）伤。伤及表皮层，主要表现为局部红、肿、热、痛，无水疱，多在一周内愈合。

（2）Ⅱ度烧（烫）伤：又称水疱性烧（烫）伤。伤及真皮浅层的为浅Ⅱ度烧（烫）伤，主要表现为局部组织水肿、发红、剧痛，形成大水疱，多在 2 周左右愈合；伤及真皮深层的为深Ⅱ度烧（烫）伤，创面浅红或红、白相间，若无感染，一般需要 1 个月左右愈合。

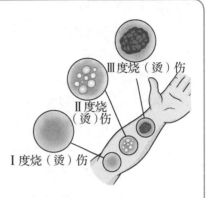

图4-15 烧（烫）伤分度

（3）Ⅲ度烧（烫）伤：又称焦痂性烧（烫）伤。伤及全层皮肤，有时深达皮下组织，甚至肌肉、骨骼，造成肢体坏死，创面呈焦黄、蜡白甚至碳化，干硬如皮革，伤者感觉不到疼痛。此类烧（烫）伤创面无法愈合，常需要植皮。

（二）现场急救方法

1. 去除伤因

烧（烫）伤后要迅速采取措施，尽快消除致伤原因。例如，帮助伤者尽快脱离火源，让伤者就地翻滚或跳入附近水池、河沟内灭火，或使用随手可得的棉被、毯子、砂土等压灭火焰；各种强酸、强碱烧伤时，须立即除去被污染的衣物，然后用水反复冲洗干净，时间应不少于 30 分钟；电烧伤时，应争分夺秒地使伤者迅速脱离电源，如立即关闭电闸或用干燥的木棒、竹竿等绝缘物将电线挑开。

急救小贴士

（1）灭火时应保持镇静，忌直接用手扑打，忌奔跑、呼叫，以免风助火势，烧伤头面部及呼吸道。如果现场有浓烟，可用湿布掩住口鼻，以保护呼吸道。

（2）对生石灰引起的烧伤，应先用干燥的手绢、毛巾揩净生石灰颗粒后，再用大量清水冲洗。

（3）对口服化学剂烧伤者，不宜催吐和洗胃，以免引起消化道穿孔，可让其服用牛奶、蛋清或食用植物油约 200 毫升，以保护胃黏膜。

2. 现场救护

（1）对于中小面积烧（烫）伤者，特别是四肢烧（烫）伤者，应尽快用清洁的自来水为其冲洗或浸泡伤处（水温一般为 15～20 摄氏度），如图 4-16（a）所示。一般至伤处感觉不痛或显著减轻为止，多需 0.5～1 小时，以减少创面余热的继续作用，防止创面损伤的加深，减轻伤处疼痛和水肿。

（2）在伤处未发现红肿前小心地脱去（或剪开）伤处周围的衣物和饰品，如图4-16（b）所示。

（3）现场一般不对烧（烫）伤创面做特殊处理，可用干净布类简单包扎或用清洁的衣服、被单等覆盖伤处，以免创面再污染或损伤，如图4-16（c）所示。

（4）烧伤常伴有呼吸道受烟雾、热力灼伤，因此要注意伤者有无呼吸道吸入性损伤，必要时徒手开放呼吸道，以维持呼吸道通畅。

（5）有条件时可给予伤者止痛剂，如口服去痛片、布洛芬等。

（6）对呼吸、心跳停止者，应先实施心肺复苏；对合并四肢大出血者，必须先止血；对伴有骨折者，应先给予固定。

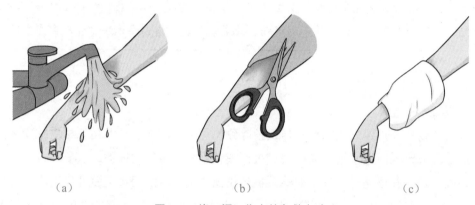

（a）　　　　　　　　　　　（b）　　　　　　　　　　　（c）

图4-16　烧（烫）伤者的急救方法

急救小贴士

（1）冲洗时水流不宜过大，要尽量保证烧伤后水疱的完整性。

（2）如现场无流水，可将干净的敷料用冷水浸湿后敷于伤处。

（3）不能用冰水浸泡，以防发生进一步损伤及低体温。

（4）不能强行剥去任何衣物，以免弄破水疱。

（5）不能在受伤部位涂抹酱油、紫药水、牙膏、酒精等。

（6）烧（烫）伤严重者易有口渴症状，可让其口服淡盐水（少量多次），切忌让其口服大量白开水、矿泉水，以免加剧水肿。

（7）对于因爆炸燃烧事故受伤致创面污染严重的伤者，无须强行清除创面上的异物碎片和污物，应在简单包扎后立即送往医院治疗。

3．及时送医

除伤口较小且浅的烧伤（Ⅰ度烧伤）外，在做好应急处理后，应立即将伤者送往附近的医院做进一步处理。

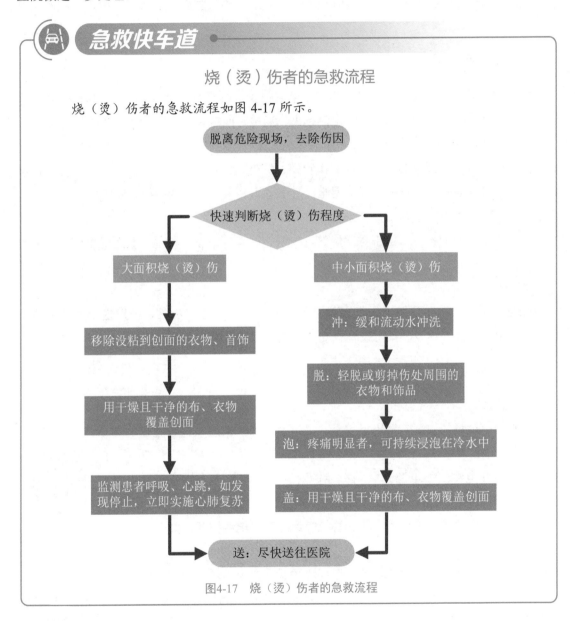

图4-17　烧（烫）伤者的急救流程

四、电击伤

电击伤，俗称"触电"，是指一定量的电流通过人体引起的全身或局部的组织损伤和功能障碍。雷电（闪电）击伤是瞬间的超高压直流电造成的特殊损伤。电击伤室内、户外均可发生，但日常生活中以室内多见，故将本部分内容放在此处进行讲解。

（一）原因

电击伤的原因有很多种，主要包括以下几种：① 缺乏安全用电常识，违反操作规程；② 电器及线路未经定期检查维修，出现漏电；③ 意外事故触电，如雷电击中、电线断裂落在人体上等。

（二）主要症状

电击伤对人体的损伤程度与电压高低、电流强弱、电流类型、通电时间、接触部位、电阻大小等有密切关系，如电压越高、电流越大、通电时间越长，对人体造成的损伤就越大。

1. 全身表现

轻者仅出现接触部位的刺痛感和肌肉收缩、惊恐、面色苍白、头痛、头晕、心悸等，严重者表现为骨骼肌强制性收缩、呼吸困难，甚至意识丧失、呼吸和心搏骤停等。

2. 局部表现

局部主要表现为机体触电部位电烧伤，皮肤、肌肉、血管、神经，甚至骨组织都可受到一定的损伤。

3. 并发症

触电者可有失明、耳聋、短期精神异常、肢体瘫痪、心律失常、继发性出血或血供障碍、局部组织坏死并继发感染、急性肾功能障碍、内脏破裂或穿孔等。

（三）现场急救方法

1. 脱离电源

根据触电现场的情况，采用最安全、最迅速的方法帮助触电者脱离电源。具体方法：

（1）断开电源：如电源开关箱在现场附近，立即拉下电闸或拔除电源插头，如图4-18所示。

（2）挑开电线：用干燥的木棒、竹竿等绝缘物将电线挑开，如图4-19所示。

发生触电怎么办

（3）切断电线：如发生在野外、远离电源或存在电磁场效应的触电现场，救助者不能接近触电者，不便将电线挑开时，可用干燥绝缘的木柄利器（刀、斧、锄头等）将电线切断，中断电流并妥善处理残端。

（4）拉开触电者：如现场无任何可用的绝缘物时，救助者可用干燥的绝缘棉衣、棉被将手包裹好，站在干燥的木板上，将触电者推开或拉开。

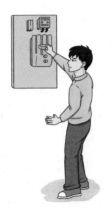
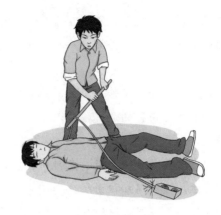

图4-18　断开电源　　　　　图4-19　挑开电线

急救小贴士

在帮助触电者脱离电源的过程中，救助者应注意以下几点：

（1）保护好自身安全：救助者必须严格保持自身与触电者的绝缘，未断离电源前绝不能用手牵拉触电者。在浴室或潮湿地方，救助者要穿绝缘胶鞋，或脚下垫放干燥的木板、厚塑料板等绝缘物品，以使自身与地面绝缘。

（2）避免给触电者造成其他伤害。例如，若触电者在高处发生触电，应对其采取适当的安全保护措施，以防其脱离电源后从高处坠下摔伤。

2．现场救护

（1）将触电者转移至空气新鲜处，解开其衣领和腰带，打开气道。

（2）对电灼伤者，应用干净布织物为其简单包扎伤处后，再送医院抢救，以防感染。

（3）对于轻型触电者，可让其就地休息1～2小时，以减轻心脏负荷，促进身体恢复；而对于重型触电，已发生呼吸、心跳停止者，应立即实施心肺复苏救护，且在专业医疗人员到达现场前不可轻易终止。

3．及时送医

立即拨打急救电话，有条件时迅速将触电者送往附近医院抢救治疗。

任务实施

急救知识科普讲座：关爱生命，"救"在身边

任务背景

随着近年来气道异物梗阻、急性中毒、烧（烫）伤、电击伤等意外伤害病例的增加，一

个呼唤"为自己和他人的生命健康与安全多一份保险——让救护知识走进千家万户"的声音正从医学界响彻全社会。学习并掌握一些家庭急救护理知识，已成为现代社会的新"时尚"。

任务要求

为进一步提高社区基层工作人员和居民在发生意外伤害时的自救互救能力，有效缩短急救反应时间，降低意外伤害的危害，请以小组为单位，自选社区、学校等场所，举办一场急救知识科普讲座。

讲座内容以气道异物梗阻急救、急性中毒急救、烧（烫）伤急救、电击伤急救等意外伤害的急救知识为主，可采用知识讲解、实例分析、手法示范相结合的方式，以有效引导民众熟练掌握操作要领，并深刻认识到及时、有效救护的重要性。

任务评价

请评价人员根据表 4-1 对上述任务实施情况进行评价。

表4-1　任务实施评价表

考核内容	评价标准	分值	评价得分		
			自评分	互评分	师评分
知识与技能考核	能够正确科普气道异物梗阻、急性中毒、烧（烫）伤、电击伤等意外伤害的现场急救知识	30			
	科普形式丰富，效果良好	30			
	小组协作良好，任务实施积极	20			
综合素养考核	能够不断丰富自身急救知识体系，并积极向公众宣传相关知识，提升全民急救水平	20			
合计		100			
总分（自评分 ×20% ＋互评分 ×20% ＋师评分 ×60%）					

任务二

临危不乱，会救敢救
——掌握常见户外意外伤害的现场急救方法

任务导入

　　在盛夏烈日的烘烤下，人们的身体也经受着"烤验"。当暴露在一个高温环境下，人的体温会持续上升，有时会高达 40 摄氏度以上，这时除自感很热、周身皮肤发红（一般不出汗）外，有的人甚至会失去意识。

　　请思考：上述内容描述的是哪种危急情况？遇到有人出现这种情况时，应如何援手相救？

知识讲解

一、淹溺

　　淹溺，又称溺水，是指人淹没或沉浸于水或其他液体中时，因液体、污泥、杂草等物堵塞呼吸道和肺泡，或因咽喉、气管发生反射性痉挛而出现窒息和缺氧，导致肺泡失去通气、换气功能，从而使机体处于的一种危急状态。淹溺引起的窒息死亡称为溺亡。

　　（一）原因

　　（1）意外落水且无游泳自救能力，多见于儿童、青少年及老人，偶有投水轻生者。

　　（2）熟悉水性但遇到意外情况，如在游泳过程中体力不支或肢体被植物缠绕，突发心脑血管疾病、癫痫或其他疾病等。

　　（3）遇洪水灾害、轮船沉没、水下作业或体育运动时防护运动设备故障或违反操作规程等意外事故。

　　（二）主要症状

　　淹溺者的症状表现个体差异较大，与淹溺持续时间长短、吸入水量多少、吸入液体性质及器官损伤严重程度有关。根据淹溺时间长短，淹溺可分为以下三种程度。

1. 轻度淹溺

落水片刻，淹溺者吸入或吞入少量水，肤色正常或稍苍白，意识清楚，可有反射性呼吸暂停、血压升高、心率加快等表现。

2. 中度淹溺

溺水 1～2 分钟，淹溺者因不能耐受缺氧而吸入大量水，出现剧烈呛咳、呕吐，还可出现意识模糊、烦躁不安、呼吸不规则或表浅、血压下降、心率减慢等。

3. 重度淹溺

溺水 3～4 分钟，淹溺者常处于昏迷状态，面色青紫或苍白，面部肿胀，眼球凸出，四肢冰冷，口腔和鼻腔内充满泡沫或泥污，可有抽搐、呼吸及心跳微弱或停止。胃内积水导致胃扩张者，可见上腹部膨隆。

此外，部分跳水或潜水淹溺者，可伴有头和颈椎损伤。溺入海水者，口渴感明显，最初数小时可有寒战和发热。

（三）现场急救方法

1. 紧急呼救

发现淹溺者，应立即大声呼救，并拨打急救电话。

2. 水中救护

淹溺的急救方法与预防措施

（1）首先应确保自身安全，如果淹溺者距离岸边不远，尽量利用木棍、衣服、绳索、漂浮救援设施等进行岸上救援；如果不得不下水营救，可借助浮力救援设备或船靠近淹溺者。切忌一头扎进水里救人，因为这样不仅会影响视野，而且会增加脊柱损伤的风险。

（2）游到淹溺者身边后，尽量从背面接近淹溺者，一手托住淹溺者的头颈，将其面部托出水面，另一手抓住淹溺者对侧的腋窝，仰泳将淹溺者救上岸，如图4-20所示。注意：救护前尽量脱去衣裤、鞋袜，救护时应防止被淹溺者紧紧抱住。

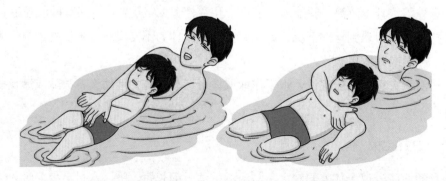

图4-20　淹溺者的他救法

急救小助手

淹溺时的自救

（1）淹溺后要保持头脑清醒、不慌张，不可挣扎或将手上举。

（2）扔掉身上沉重物品，寻找救生圈、木板等各种可增加浮力的物品，或利用自身衣物制作浮具，等待救援。

（3）采取仰面位，头顶向后，口鼻朝天露出水面，深吸气、浅呼气，尽量使身体浮起。

（4）若手指抽筋，可将手握拳，然后用力张开，迅速反复多做几次，直到抽筋消除为止；若小腿抽筋，采用拉长抽筋肌肉的方法处理，即先将身体抱成一团，浮出水面，努力深吸一口气，然后把脸浸入水中，用双手握住抽筋侧脚趾，并用力向身体方向拉，最后将同侧的手掌压在膝盖上，帮助抽筋腿伸直，如图 4-21 所示。

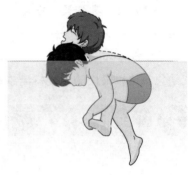

图4-21　小腿抽筋的处理方法

3. 岸上救护

（1）将淹溺者救上岸后，尽量将其置于侧卧位。

（2）对于有呼吸、心跳，意识清楚者，应清除其口鼻内异物，保证呼吸通畅，并注意保暖。

（3）对于有呼吸、心跳但意识不清楚者，应保证其呼吸通畅，密切观察其呼吸、心跳变化，并注意保暖。

（4）对于呼吸、心跳停止者，应立即采用"开放气道—人工呼吸—胸外按压"（A—B—C）策略进行施救，具体操作：① 将淹溺者置于平卧位。② 开放气道，清理口鼻内的泥沙、水草。③ 用 5～10 秒观察淹溺者的胸腹部是否有呼吸起伏，如没有呼吸或仅有濒死呼吸，应尽快给予 2～5 次人工呼吸，每次吹气 1 秒，确保能看到胸廓有效的起伏运动。④ 如果淹溺者对初次通气无反应，应立即置其于硬平面上开始胸外按压。按压与通气比遵循 30：2。有条件时，在心肺复苏开始后尽快使用 AED，连接 AED 电极片前应将淹溺者的胸壁擦干。当淹溺者心跳、呼吸恢复后，应让其保持侧卧位，并注意保暖，为其脱去湿衣裤、擦干身体，有条件时加盖衣被等，还可自四肢、躯干向心脏方向按摩，以促进血液循环。

急救小贴士

（1）2016年发布的《淹溺急救专家共识》指出，大多数淹溺者吸入的水并不多，而且很快会进入血液循环，所以没有必要清除气道中的水，不应为淹溺者实施各种控水措施，包括倒置躯体或海姆利希手法。

（2）由于淹溺者的核心病理是缺氧，所以尽早开放气道和人工呼吸优先于胸外按压。在人工通气时，淹溺者口鼻可涌出大量泡沫状物质，此时无须浪费时间去擦抹，而应抓紧时间进行复苏。

（3）经短期抢救，呼吸、心跳仍不能恢复者，在转运途中仍应坚持心肺复苏。

4. 及时送医

边急救边以最快的速度将淹溺者转送至附近医院救治。

急救零距离

临危不乱的急救天使

一名5岁男孩在河边玩耍时意外落水，男孩的爸爸发现后立即纵身跳入河中，却迟迟没有将孩子捞出来。这时候，"扑通"一声，一名路人也跳了下去。幸好水流不快，而且河流不是很宽，孩子爸爸再次露出水面时，怀里抱着孩子。跳下去的路人迅速靠拢过去，两人合力把孩子捞上了岸。

男孩爸爸喘着粗气，把男孩抱在怀里，哭喊着男孩的名字，并使劲晃动着男孩的身体，但男孩都没有反应。周边的路人渐渐围了过来，有人喊着："快，倒水，把孩子倒立过来，快把水排出来！"

此时，接受过急救训练的小马也凑了过来，但见男孩口唇青紫、面色惨白。她拨开人群，阻止了他们。"我接受过急救培训，相信我，让我来看看孩子的情况。"众人都望着她怔怔不动，男孩爸爸迅速反应过来，求小马一定要救救他的孩子。

好在男孩溺水的时间不长，还是有机会生还的。小马当着众人的面大声说："大家不要着急，这里去医院太远了，我们就在这里抢救！"小马临危不乱，把男孩平放在地上，迅速用手指抠除了男孩嘴中的淤泥和水草，发现男孩心跳和呼吸都已停止，便立刻开始为男孩做人工呼吸和胸外按压。

就在小马按压的时候，有围观路人开始提出异议："你这么按，会伤着孩子的，水都在肺里面，不把水弄出来怎么行呢。""赶紧送医院，再这样搞就出人命了！"男孩的爸爸也忍不住问小马："这样是不是真的有效？孩子能不能救回来？"

"我接受过急救培训，相信我，这是最正确的做法。"小马边按边说了这句话。说完这句话后，就没人再说话了。大家都在期待，等待。

就在小马开始第4轮按压时，男孩的脸部动了一下，脸色也逐渐红润起来。小马赶紧停下来检查，发现男孩的心跳和呼吸都已恢复。围观的路人纷纷拍手称赞起来，称小马为"救人天使"。

（资料来源：澎湃新闻网，有改动）

二、中暑

中暑是指人体在高温和（或）高湿环境影响下，因水和电解质丢失过多、散热功能障碍而出现的热损伤性疾病。该病以中枢神经系统和心血管系统功能障碍为主要表现，严重时可导致永久性脑损伤、肾衰竭，甚至死亡。

（一）病因

中暑是夏季常见病，多发生在持续高温、无风和湿度较大的气候条件下或居住环境中，以及无防护条件的高温作业环境中。除气温和湿度外，日照强度、劳动强度、高温环境暴露时间、个体情况（体质强弱、营养状况、水盐供给情况、有无其他疾病等）等也是重要的影响因素，如过度疲劳、年老体弱、孕产妇、肥胖、营养不良、患有糖尿病等慢性疾病的人群更易发生中暑。

（二）主要症状

根据临床表现的轻重程度，中暑可分为以下三种。

1．先兆中暑

中暑者在高温环境下劳动或工作一定时间后，出现口渴、乏力、多汗、头晕、耳鸣、头痛、胸闷、心悸、恶心、注意力不集中等症状表现，体温正常或略升高，一般不超过38摄氏度。

2．轻症中暑

除表现先兆中暑症状外，中暑者还有面色潮红、大量出汗、皮肤灼热等表现，或面色苍白、皮肤湿冷、脉搏增快等虚脱表现，体温升至38摄氏度以上。

3．重症中暑

中暑者除具有轻症中暑的症状外，还有痉挛、惊厥、昏迷等神经系统表现，或高热、休克等表现。重症中暑又可分为热痉挛、热衰竭和热射病三种类型，如表4-2所示。

表4-2　热痉挛、热衰竭和热射病的区别

类型	发病人群	症状表现
热痉挛	多见于健康青壮年	体温无明显升高，四肢无力，出现短暂、间歇发作的肌肉痉挛
热衰竭	多见于儿童、老年人、慢性疾病患者	最常见的类型。体温轻度升高，头痛、头晕、面色苍白、胸闷、多汗、疲乏、无力、恶心、呕吐、呼吸增快、晕厥或意识障碍等
热射病	多见于儿童、老年人、慢性疾病患者以及健康青壮年	最严重的类型。体温迅速升高，达40摄氏度以上。典型表现为高热、无汗和意识障碍，伴有皮肤干燥、灼热、昏迷、抽搐、呼吸急促等表现，严重者出现休克、多器官功能衰竭，甚至死亡

（三）现场急救方法

1．脱离高温环境

迅速将中暑者转移至通风良好的阴凉处或20～25摄氏度的房间内平卧休息，并帮助中暑者松解或脱去外衣。

2．降温

可用冷水浸湿的毛巾冷敷中暑者头部，可在中暑者的颈、腋下、腹股沟等大血管行走处放置冰袋或用毛巾包裹的冰块，可用冷水反复擦拭中暑者全身，可让中暑者冷水浸浴，也可用扇子、电风扇或空调帮助降温，以体温降至38摄氏度以下为宜，如图4-22所示。

发生中暑怎么办

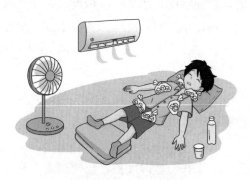

图4-22　降温措施

急救小贴士

（1）冰袋放置位置要准确，并应及时更换，避免同一部位长时间接触冰袋，以免冻伤。

（2）冷水浸浴时，必须用力按摩中暑者的四肢和躯干，以防周围血管收缩，使血液瘀滞。

（3）新生儿、年老体弱者、昏迷者、休克者、心力衰竭者禁用冷水浸浴。

3. 补充液体

如中暑者神志清楚，无恶心、呕吐，可让其口服含盐的清凉饮料或淡盐水。轻度中暑者可口服人丹、十滴水等药品。

4. 及时送医

一般先兆中暑者和轻症中暑者经现场救护后均可恢复正常，但对于疑为重症中暑者或经适当处理无好转者，应注意保持其呼吸道畅通，在救护的同时拨打急救电话，有条件时应迅速送往附近医院抢救治疗。

 急救小助手

预防中暑"三要三不要"

1. "三要"

（1）要多喝水：在高温天气下，不论是否运动，都应增加液体的摄入，不要等口渴才喝水。尤其是不得不从事体力劳动或剧烈运动时，最好饮用运动饮料，它除了可以帮助人体补充水分外，还可以补充在流汗过程中丢失的钠、钾等矿物质。

（2）要清淡饮食、充足休息：高温天气下，饮食应尽量清淡，多吃水果蔬菜，少食高油高脂食物。此外，还要保证充足的睡眠。

（3）要在室内避暑，并适度降温：可在室内通过空调、电扇降温，但要合理设置空调温度，并注意适时开窗通风。

2. "三不要"

（1）不要饮用含酒精饮料、高糖饮料和冰冻饮料：含酒精饮料和高糖饮料会导致身体失去更多体液，因此不宜饮用。同时，还应避免饮用过凉的冰冻饮料，以免引发胃部痉挛。

（2）尽量不要在高温时段外出：室外活动最好避开正午时分，尽量将时间安排在早晨或傍晚，并尽量多在背阴处活动或休息。如果一定要进行室外活动，要注意防晒、降温，如尽量选择轻薄、宽松及浅色的服装，佩戴宽檐的遮阳帽、太阳镜等。

（3）不要忽略身体状况：不得不在高温环境下工作时，要注意留意自身的健康状况，如感觉有中暑的迹象，要及时采取措施。此外，对于婴幼儿、老年人、孕产妇以及患有慢性基础病等容易受高温天气影响的特殊人群，应加强看护。

三、冻伤

冻伤是指由寒冷、潮湿作用所引起的人体局部或全身的损伤，可分为非冻结性冻伤和冻结性冻伤。非冻结性冻伤是由 10 摄氏度以下至冰点以上的低温、潮湿所致，如冻疮；冻结性冻伤是由冰点以下的低温造成，分为局部冻伤和全身冻伤。非冻结性冻伤多为慢性过程，而冻结性冻伤多为急性发病，所以本部分内容主要针对冻结性冻伤。

（一）病因

1．环境因素

人体长时间处于寒冷、潮湿的环境中，如野外遇暴风雪、陷入冰雪中等，机体的散热加快。

2．个体因素

（1）个体所穿鞋袜过紧、长时间站立或长时间浸泡在水中，使局部血液循环发生障碍，热量减少。

（2）疲劳、虚弱、紧张、创伤等因素减弱了人体对外界温度变化的调节和适应能力，导致局部热量减少。

3．其他因素

工作时不慎受到制冷剂（液氮等）损伤等。

（二）主要症状

1．局部冻伤

根据损害程度，局部冻伤可分为四度，如表 4-3 所示。

表4-3　冻伤的分度

类别	冻伤深度	主要症状
Ⅰ度冻伤	表皮层	皮肤红肿、充血（见图4-23），自觉热、痒、灼痛，多在数日后消失
Ⅱ度冻伤	真皮层	皮肤红肿更显著，伴有水疱（见图4-24），局部剧痛但感觉迟钝
Ⅲ度冻伤	全层皮肤或皮下组织	皮肤呈黑色或紫褐色（见图4-25），痛觉消失
Ⅳ度冻伤	深达肌肉、骨骼，甚至肢体坏死	皮肤呈死灰色，无水疱，感觉和运动完全丧失

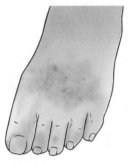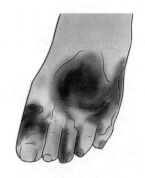

图4-23　Ⅰ度冻伤皮肤表现　　图4-24　Ⅱ度冻伤皮肤表现　　图4-25　Ⅲ度冻伤皮肤表现

2. 全身冻伤

全身冻伤开始时有寒战、面唇发白或青紫、疲乏、无力、打呵欠等表现，继而出现肢体僵硬、幻觉或意识模糊，甚至昏迷、心律失常、呼吸抑制、心跳和呼吸骤停。

（三）现场急救方法

1. 脱离寒冷环境

迅速将冻伤者转移至温暖的环境，尽早移除其湿冷的衣服、鞋袜（冻结不易解脱时，可用40摄氏度左右的温水使冰冻融化后脱下或剪开）。搬动冻伤者时，要注意动作轻柔、缓慢，避免粗暴移动和过度活动，以免引起冻伤者的软组织损伤和骨折。

2. 迅速复温

可用毛毯、被褥包裹冻伤者的身体以保暖，并将热水袋放其腋下及腹股沟（注意不要直接放在皮肤上，以防烫伤），也可用40～42摄氏度的恒温温水浸泡其肢体或全身，至肢端转红润、皮温达36摄氏度左右为宜，同时可轻轻按摩未损伤的部位，帮助改善血液循环。对于颜面部冻伤，可用温湿毛巾局部热敷。紧急情况下，也可将冻伤的肢体放于健康人的腹部、腋下复温。

 急救小贴士

冻伤部位严禁火烤（见图4-26）、猛力拍打（见图4-27）、冷水浸泡或用雪搓，以免引起皮肤破溃或坏死。

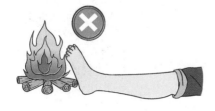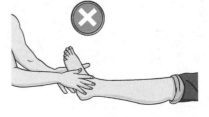

图4-26　禁烤火复温　　　　　图4-27　禁猛力拍打复温

3．心肺复苏

如果发现冻伤者呼吸、心跳停止，应立即将其移至暖和处实施心肺复苏。

4．及时送医

经现场急救处理后，迅速将冻伤者送至附近医院进行进一步救治。在转送过程中要注意保暖，不能中断复温。

四、咬伤与蜇伤

自然界中能够攻击人类造成损伤的动物有数万种，它们利用其牙、爪、角、刺等展开袭击，造成人体咬伤、蜇伤和其他损伤（包括过敏、中毒、继发感染、传染病等）。

（一）犬、猫咬伤

1．主要症状

人体被犬、猫咬伤后，在创口处可见有利牙撕咬形成的牙痕和伤口，并出现局部疼痛、出血和组织水肿。部分咬伤者在 8 ～ 24 小时后可出现伤口感染表现，如伤口疼痛加剧，周围渐次出现红肿、脓性分泌物。无严重感染及其他特殊情况下，全身症状一般比局部症状轻。

2．现场急救方法

（1）挤压排毒

安慰咬伤者，不要让其惊慌奔跑，以免加速带毒唾液的吸收和扩散，同时立即从近心端向伤口处挤压，促进带毒血液流出，如图 4-28 所示。

（2）冲洗消毒

先用 20% 的肥皂水（或其他弱碱性清洗剂）彻底冲洗伤口（不少于 15 分钟），再用清水冲洗伤口，以免肥皂液或其他清洗剂残留，如图 4-29（a）所示。彻底冲洗后用白酒或 75% 的酒精擦拭伤口，如图 4-29（b）所示。

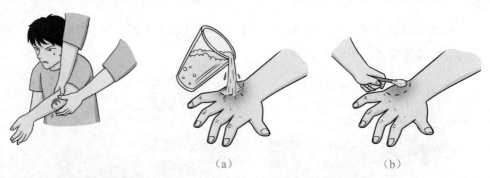

（a）	（b）
图4-28　挤压排毒	图4-29　冲洗消毒

（3）简单处理后立即将咬伤者送往医院，进行狂犬疫苗注射等相关治疗。

急救小助手

狂犬病

狂犬病又称恐水病，是指由狂犬病毒所致的急性传染病。该病人兽共患，多见于犬、狼、猫等肉食动物，狂犬病毒能在动物的唾液腺中繁殖，人多因被病兽咬伤而感染。该病潜伏期数天至数年，与咬伤者的年龄、伤口部位、伤口深浅、入侵病毒数量和毒力等因素相关。恐水、怕风、咽肌痉挛、进行性瘫痪以及呼吸困难等是狂犬病的特征性表现，一旦发病，目前病死率几乎为100%。

（二）毒蛇咬伤

毒蛇咬伤是指毒蛇咬破人的皮肤后，蛇毒进入人体，并经淋巴循环和血液循环扩散，引起人体出现局部和全身中毒症状。由于毒蛇咬伤发病急骤，病情发展迅速，若得不到及时正确的救治，蛇毒可迅速在体内扩散而影响机体多器官功能，导致机体代谢紊乱、多器官功能衰竭，甚至死亡。

1. 主要症状

被毒蛇咬伤后，伤者皮肤一般局部留有齿痕，伴有疼痛和肿胀，肿胀蔓延迅速，皮肤会很快出现血疱、瘀斑甚至局部组织坏死，继而出现全身虚弱、口周感觉异常、肌肉震颤，或是发热畏寒、烦躁不安、头晕目眩、言语不清、恶心呕吐、吞咽困难、肢体软瘫、呼吸抑制等，最后出现呼吸衰竭和循环衰竭。

急救小助手

毒蛇咬伤和无毒蛇咬伤的判断

1. 蛇形

毒蛇的头部多数呈三角形，其口腔内有一对毒牙，身上有彩色花纹，尾短而细，如图4-30所示；无毒蛇的头部多数呈椭圆形，口腔内无毒牙，身上色彩单调，尾细而长，如图4-31所示。

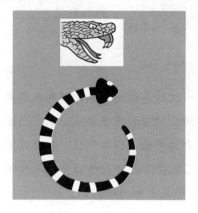

图4-30　毒蛇的外形

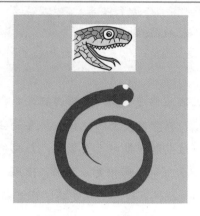

图4-31　无毒蛇的外形

2．牙痕

毒蛇咬伤的伤口表面常有一对大而深的牙痕，或两列小牙痕上方有一对大牙痕，有的大牙痕里甚至留有断牙，如图 4-32 所示。无毒蛇咬伤的牙痕比较浅而细小，个数较多，间距较密，呈锯齿状或弧形两排排列，如图 4-33 所示。

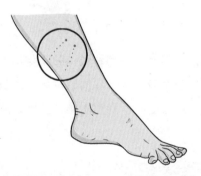

图4-32　毒蛇的咬伤牙痕

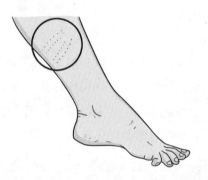

图4-33　无毒蛇的咬伤牙痕

需要注意的是，如果一时无法判断是否为毒蛇咬伤，则应先按毒蛇咬伤紧急处理后立即送医院急诊。

2．现场急救方法

（1）脱离危险环境

立即帮助伤者远离被蛇咬的地方，如果蛇咬住不放，可用棍棒或其他工具促使其离开。若在水中被蛇（海蛇等）咬伤，应立即将伤者移送到岸边或船上，以免发生淹溺。

（2）认蛇

尽量记住蛇的基本特征，如蛇头形状、蛇尾特征和蛇体颜色，有条件时最好拍摄致伤蛇的照片。

（3）稳定伤者情绪

告知伤者要保持镇定，避免惊慌，不要奔跑走动，而应立即坐下或躺下，以防毒素加速扩散。

（4）解压

及时去除咬伤部位的各种受限物品，如戒指、手链、手表、较紧的衣（裤）袖、鞋子等，以免因后续肿胀导致无法取出，加重局部伤害。

（5）制动

在不影响撤离速度的情况下，最好将伤者伤肢临时固定后放于低位。

（6）包扎

绷带加压固定是唯一推荐用于神经毒类毒蛇（金环蛇、银环蛇等）咬伤的急救方法，即在咬伤部位近心端绑扎，松紧度以能插入一根手指为宜，如图4-34所示。绑扎后，每隔15～20分钟松解1～2分钟，以免影响血液循环造成组织坏死。

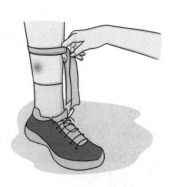

图4-34　蛇咬伤后的包扎

（7）服药解毒

若身边备有蛇药，可捣碎外敷于伤口，同时内服。

（8）呼救

拨打急救电话，及早转送医院救治，途中注意观察受伤者的生命体征，若其呼吸、心跳停止，立即实施心肺复苏。

急救小贴士

（1）蛇咬伤现场急救的核心是尽快将受伤者送往有救治能力的医疗机构，任何现场急救都必须以尽快送医院为前提。

（2）非专业急救人员在现场急救时，不推荐使用诸如负压吸引、切开、拔罐、冰敷等操作。

（3）尝试杀蛇、徒手捡拾蛇、以嘴吮吸毒液、盲目切开伤口、火烧伤口等措施，对咬伤者、救助者和围观人员的安全均有威胁，可能造成更大的伤害，故不建议在现场急救中应用。

急救前沿

毒蛇咬伤有了高效诊断试剂条

"毒蛇种类的精准高效判定，是蛇伤及时救治的关键。目前，毒蛇种类判断主要依据医生的经验、伤者对毒蛇形态的描述，同时结合蛇的分布特征进行，但伤者未必能够准确描述毒蛇形态。"中国科学院昆明动物研究所研究员介绍。

昆明动物研究所天然药物功能蛋白质组学团队长期关注蛇毒毒液成分毒理机制和蛇伤救治研究。2021年，他们结合多组学数据，对国内烙铁头、竹叶青等剧毒蛇的蛇毒成分特异性、免疫原性和空间可及性进行分析，提出了全新的蛇伤高效诊断抗体研发策略，并据此成功研发出针对两种近源属剧毒蛇的特异性诊断抗体和诊断试剂条，只需5至10分钟就可判断蛇毒来源，且检测下限低于每毫升10纳克（1微克=1 000纳克）的粗毒，这为蛇咬伤的及时、有效救治赢得了宝贵的时间。

此项研究结果已在国际期刊《免疫学前沿》上发表，并得到国际同行的高度评价。

（资料来源：中国科技网，有改动）

（三）蜂蜇伤

毒蜂尾部有毒腺及与之相连的尾刺，蜇人时会将尾刺刺入人体，并放出毒液，引起人体的局部反应和全身症状。常见的蜂蜇伤有蜜蜂蜇伤和黄蜂蜇伤。

1. 主要症状

蜂蜇伤常发生于暴露部位，如头面、颈项、手背和小腿等。轻者仅出现局部疼痛、灼热、红肿、瘙痒，少数形成水疱，数小时后可自行消退，很少出现全身中毒症状。黄蜂或群蜂多次蜇伤时伤情较严重，局部肿痛明显，可出现皮肤坏死，也可出现头晕、头痛、恶心、呕吐、腹痛、腹泻、烦躁、胸闷、四肢麻木、呼吸困难等全身症状，严重者可出现肌肉痉挛、晕厥、嗜睡、昏迷、休克、多器官功能障碍等。

2. 现场急救方法

（1）仔细检查伤口，若毒刺尚留在伤口内，可见皮肤上有一小黑点，可用针尖挑出，或用胶布粘贴拔除。注意不可挤压伤口，以免毒液扩散。

（2）局部伤口可先用清水或生理盐水进行冲洗，若能确定蜇伤的蜂类，则可用特定的液体冲洗。一般来说，如为蜜蜂蜇伤（毒液呈酸性），可用肥皂水等弱碱性液体洗敷伤口，以中和毒液；如为黄蜂蜇伤（毒液呈碱性），可用食醋等弱酸性液体洗敷伤口，如图 4-35 所示。

（3）可将季德胜蛇药片碾碎成粉，用生理盐水或温开水调成糊状涂抹伤处，以防肿胀和促进消退。

（4）密切观察伤者的呼吸、脉搏等生命体征，观察有无过敏症状，并尽快送伤者到医院检查、处理伤口。

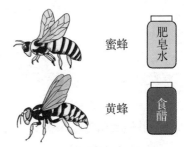

图4-35　蜂蜇伤急救方法

任务实施

关爱环卫工人，传递别样爱心

任务背景

在我们身边有这样一群人：他们不论春夏秋冬，不分白天黑夜，不畏严寒酷暑，不惧环境险恶，日复一日，年复一年，奋战在城市的每一个角落，守护着城市的每一片土地。他们就是"城市美容师"——环卫工人。

环卫工人用他们勤劳的双手为人们创造了清洁和便利，但他们长期工作所处的严寒、酷暑、户外等恶劣环境，却让他们成为中暑、冻伤、蜂蜇伤、蛇咬伤的高发群体。

任务要求

为了能让环卫工人在辛苦劳作的同时尽量避免户外意外伤害带来的影响，请以小组为单位，为身边的环卫工人组织开展以"感恩有你，别样示爱"为主题的急救知识培训。培训内容应涵盖中暑、冻伤、蜂蜇伤、蛇咬伤等方面的急救知识，并结合现场示范。

任务评价

请评价人员根据表 4-4 对上述任务实施情况进行评价。

表4-4　任务实施评价表

考核内容	评价标准	分值	评价得分		
			自评分	互评分	师评分
知识与技能考核	能够正确讲解中暑、冻伤、蛇咬伤、蜂蜇伤等常见户外意外伤害的现场急救知识	30			
	讲解与示范相结合，通俗易懂，效果良好	30			
	小组成员间团结协作，积极参与培训活动	20			
综合素养考核	积极普及急救知识，努力推动全民懂急救、会急救、敢施救，让每个人既能做好自身健康的第一责任人，也能在关键时候帮助他人	20			
合计		100			
总分（自评分 ×20％＋互评分 ×20％＋师评分 ×60％）					

项目检测

一、单项选择题

1. 下列选项中，不属于气道完全阻塞者常见表现的是（   ）。

    A．不能说话   B．不能咳嗽

    C．不能呼吸   D．不能点头

2. 海姆利希手法用力的方向为（   ）。

    A．向外、向上   B．向外、向下

    C．向内、向上   D．向内、向下

3. 胸部冲击法适用于发生气道异物梗阻的（   ）。

    A．肥胖者   B．老年人   C．儿童   D．婴儿

4. 中毒者除表现为头晕、头痛、恶心、呕吐、四肢无力外，还出现口唇黏膜呈樱桃红色、胸闷、呼吸困难等症状，该患者可能为（   ）。

    A．急性食物中毒   B．一氧化碳中毒

    C．有机磷杀虫药中毒   D．急性酒精中毒

5. 烧伤现场急救时，下列做法不正确的是（   ）。

    A．迅速脱离热源，用凉水冲淋或浸泡烧烫伤部位

    B．剪去烧伤处衣、袜，用清洁布类覆盖烧烫伤部位

    C．给予伤者适当的保温措施

    D．立即直接冰敷烧伤部位

6. 对于呼吸、心跳停止的淹溺者，应采取的施救策略是（   ）。

    A．开放气道—人工呼吸—胸外按压

    B．开放气道—胸外按压—人工呼吸

    C．控水—胸外按压—人工呼吸

    D．控水—人工呼吸—胸外按压

7. 某工作人员在高温作业时突然昏倒，体温40摄氏度，皮肤干热、无汗，应该判定其为（   ）。

    A．感冒   B．重症中暑   C．轻症中暑   D．先兆中暑

8. 皮肤呈黑色或紫褐色，且痛觉消失，此冻伤类别为（   ）。

    A．Ⅰ度   B．Ⅱ度   C．Ⅲ度   D．Ⅳ度

9. 被狗咬伤后，下列做法不正确的是（   ）。

    A．立即用肥皂水反复冲洗伤口

B．立即挤压出血

C．立即注射狂犬疫苗

D．立即将伤口压迫止血后包扎好

10．被蛇咬伤时，下列做法不正确的是（　　）。

A．用嘴吮吸毒液 　　　　　　B．记住蛇的特征

C．立即躺下 　　　　　　　　D．尽快就医

二、判断题

1．任何年龄阶段都有可能发生气道异物梗阻。　　　　　　　　　　（　　）

2．对于意识丧失、呼吸停止的气道异物梗阻者，应立即实施心肺复苏救治。（　　）

3．成人发生气道异物完全梗阻时，可以通过拍背解除。　　　　　　（　　）

4．敌百虫接触皮肤后，应立即用肥皂水冲洗。　　　　　　　　　　（　　）

5．冻伤部位不可用火烤或用冷水浸泡。　　　　　　　　　　　　　（　　）

6．被狗轻微抓伤，若皮肤有破损但未出血，则不需要接种狂犬疫苗。（　　）

三、简答题

1．发生气道异物梗阻时，如何进行自救？

2．有机磷杀虫药中毒的症状有哪些？

3．遇到有人溺水时，应如何施救？

项目评价

表4-5 项目学习成果评价表

班级			组号		
姓名			学号		
项目名称					
评价项目	评价标准	分值	评价得分		
			自评分	师评分	
知识	明确气道异物梗阻、急性中毒、烧（烫）伤、电击伤、淹溺、中暑、冻伤、咬伤与蜇伤等常见意外伤害的病因和主要症状	15			
	掌握气道异物梗阻、急性中毒、烧（烫）伤、电击伤、淹溺、中暑、冻伤、咬伤与蜇伤等常见意外伤害的现场急救方法	20			
技能	能够正确示范不同意外伤害的救护方法	20			
	能够将个人所学知识和技能准确传授给他人	15			
素质	对本项目内容兴趣浓厚，能够积极思考，主动学习	10			
	具有团队精神，积极参与任务，与小组成员配合良好	10			
	具有敬畏生命、救死扶伤的急救精神	10			
合计		100			
总分（自评分×40%＋师评分×60%）					
自我评价					
教师评价					

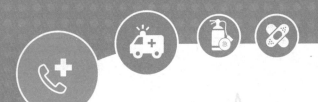

项目五 常见传染病的应急处置与灾害事故的现场急救

知识目标

◈ 熟悉流行性感冒、肺结核、严重急性呼吸综合征的概念和主要症状。

◈ 掌握流行性感冒、肺结核、严重急性呼吸综合征的应急处置方法。

◈ 掌握地震、泥石流、洪水、交通事故等灾害事故的现场急救方法。

技能目标

◈ 能够及时、科学、有效地处置传染病事件和灾害事故。

素质目标

◈ 积极守护公众生命健康安全，传递社会温暖。

◈ 增强社会责任意识，积极宣传防灾减灾知识，培养公众科学的防灾救灾意识。

任务一

防控有章，护佑健康——熟悉常见传染病的应急处置方法

任务导入

　　甲未发热，但打喷嚏、鼻塞、流涕、咽痛、咳嗽，医生诊断为普通感冒；乙突然发热，体温在 39～41 摄氏度波动，伴有寒战、畏寒、头痛、全身酸痛、乏力、食欲下降、咽痛等不适症状，医生诊断为流行性感冒。

　　请思考： 同样是感冒，甲、乙二人的症状为何不同？两种感冒的处置方式有何不同？

知识讲解

一、流行性感冒

　　流行性感冒简称"流感"，是指由流感病毒引起的急性呼吸道传染病。

（一）病因

　　本病发生的根本原因是人体感染流感病毒，流感患者和隐性感染者是主要的传染源。本病主要通过飞沫传播，也可通过口腔、鼻腔、眼睛等处的黏膜直接或间接接触病毒进行传播。本病发病有季节性（多在冬春季节高发），病毒变异率高，人群普遍易感，在全世界已引起多次暴发流行。

（二）主要症状

　　流感一般为急性起病，主要表现为发热（部分病例可出现高热，达 39～40 摄氏度），伴畏寒、寒战、头痛、极度乏力、食欲减退、肌肉和关节酸痛等全身症状，常有咽痛、咳嗽，可有鼻塞、流涕、胸骨后不适、颜面潮红、结膜轻度充血，也可有呕吐、腹泻等症状，如图 5-1 所示。

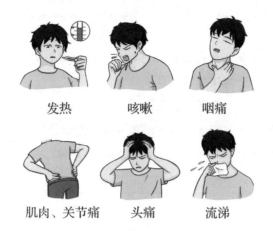

发热　　　咳嗽　　　咽痛

肌肉、关节痛　　头痛　　　流涕

图5-1　流感的症状

（三）应急处置方法

（1）对于轻症感染者，可让其自行居家隔离。嘱患者充分休息、多饮水、吃易于消化和富有营养的食物、保持房间通风，同时密切观察患者的病情变化，一旦其出现持续高热、剧烈咳嗽、呼吸困难、神志改变、严重呕吐与腹泻等重症倾向，应及时将其送往医院就诊。

（2）孕妇、儿童、老人及慢性病患者感染流感后易发展为重症，应当及早将其送往医院就诊。

 急救小贴士

救助者在传染性疾病的现场应急处置中必须树立良好的个人防护意识，尤其是面对有发热、咳嗽、流涕等表现的患者时，更应特别注意做好个人防护。例如，接触患者前，戴手套、医用外科口罩、防护面罩，穿隔离衣、医用防护服、鞋套等；接触患者后，手部在清洗前不要触摸身体的其他部位，尤其是眼、鼻、口等部位。

 急救小助手

流感的预防

（1）每年接种流感疫苗是预防流感最有效的手段，可以显著降低接种者罹患流感和出现严重并发症的风险。

（2）保持良好的个人卫生习惯是预防流感的重要手段，包括：勤洗手；在流感流行季节，尽量避免去人群聚集场所；出现流感症状后，咳嗽、打喷嚏时用纸巾、毛巾等遮住口鼻，并尽量避免未洗手就接触眼、鼻或口。

（3）家庭成员中出现流感患者时，要尽量避免与其接触。

（4）去医院就诊时，应做好自身防护（戴口罩等）。

（5）学校、托幼机构等集体单位中出现流感样病例时，应让其居家休息，以降低疾病传播风险。

二、肺结核

肺结核是指由结核分枝杆菌引起的肺部慢性感染性疾病。

（一）病因

肺结核主要通过呼吸道传播，健康的人吸入带有结核分枝杆菌的飞沫即可能发生感染，如图 5-2 所示。吸烟、年龄过大或过小、免疫力低下（患有慢性病等）等因素，皆可增加肺结核的发生风险。

科学认识肺结核

（二）主要症状

肺结核一般起病缓慢，患者可有低热、盗汗、乏力、食欲减退等全身症状，以及咳嗽、咳痰、咯血、胸痛、呼吸困难等呼吸系统症状，如图 5-3 所示。

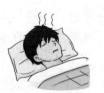
低热、盗汗

食欲减退

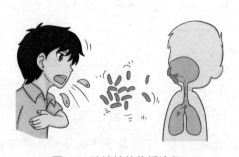

咳嗽

胸痛

图5-2　肺结核的传播途径　　　　图5-3　肺结核的主要症状

（三）应急处置方法

（1）肺结核的首次发现是患者最佳的治疗时机，因此应及时送患者到医院就诊，如

图 5-4 所示。

（2）将患者所住的房间开窗通风。

（3）将患者使用过的餐具煮沸消毒，将患者的衣服、被褥放在太阳下暴晒，用 75% 的酒精、84 消毒液擦拭（或使用紫外线灯消毒）患者室内物品，如图 5-5 所示。

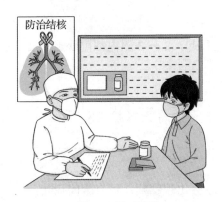

图5-4　及时就诊

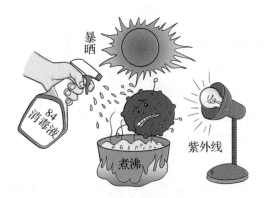

图5-5　彻底消毒

急救小贴士

密切接触者如果出现咳嗽、咳痰超过 2 周，或痰中带血，必须立即去结核门诊就诊。

急救小助手

肺结核的预防

（1）接种疫苗是预防肺结核的有效手段。在我国，新生儿可免费接种卡介苗，这能有效预防儿童重症结核病的发生，但仍不能完全避免被传染。

（2）房间要经常开窗通风，尤其是人员密集的场所，如餐厅、教室、集体宿舍等。

（3）当要进入较高风险场所（医院、结核科门诊）时，建议佩戴医用防护口罩。

三、严重急性呼吸综合征

严重急性呼吸综合征（SARS）是由 SARS 冠状病毒引起的一种具有明显传染性、可累及多个脏器和系统、以肺炎为主要症状的急性呼吸道传染病。本病具有传染性强、人群普遍易感、病情进展快、预后较差和危害大的特点。

（一）病因

本病主要由人体感染 SARS 冠状病毒引起，可通过短距离飞沫、气溶胶（悬浮在大气中的固态粒子或液态小滴物质的统称）或接触污染的物品传播。

（二）主要症状

本病潜伏期为 1 ～ 12 天，起病急骤，自发病之日起，2 ～ 3 周内都可处于进展状态。其主要症状（见图 5-6）包括以下几个方面。

1．发热及相关症状

本病常以发热为首发症状和主要症状，患者体温一般高于 38 摄氏度，并常呈持续性高热，可伴有畏寒、肌肉酸痛、关节酸痛、头痛、乏力。

2．呼吸系统症状

患者可有咳嗽症状，多为干咳、少痰，少数患者会出现咽痛；可有胸闷症状，严重者逐渐出现呼吸加速、气促，甚至呼吸窘迫。

3．其他方面的症状

部分患者可出现腹泻、恶心、呕吐等消化道症状。

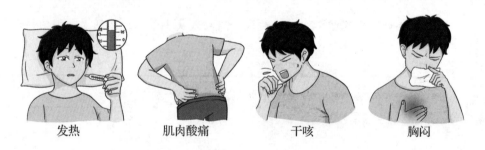

发热　　　　　肌肉酸痛　　　　　干咳　　　　　胸闷

图5-6　SARS的主要症状

（三）应急处置方法

（1）当怀疑身边有人感染了 SARS 冠状病毒时，首先要做好自我防护，戴好口罩，并与疑似者保持一定距离，同时建议对方戴好口罩，然后尽快将疑似者送到当地指定的医疗机构接受诊治。

（2）若疑似者确诊，应主动配合医生开展相关调查，同时作为密切接触者，应按照相关规定在指定场所进行医学观察。

（3）对患者的住所、用品、排泄物等进行严格的卫生处理。此项工作一般由专业人员完成，具体可联系当地疾病预防控制中心。

任务实施

肺结核防控知识宣传手册制作

任务背景

结核病是当今世界上最致命的传染病杀手之一。全球每天有超过4 100人因结核病丧生，近28 000人患上这一疾病。每年3月24日是"世界防治结核病日"，设立此纪念日的目的是提高公众对由结核病造成的健康、社会和经济的破坏性影响后果的认识，为终结全球结核病流行持续不断努力。2022年3月24日是第27个"世界防治结核病日"，我国的宣传主题是"生命至上，全民行动，共享健康，终结结核"。该主题旨在突出我国坚持生命至上理念，强化社会各界广泛参与，呼吁全社会积极行动起来，携手终结结核病的流行，共同捍卫人民群众的健康。

任务要求

请以小组为单位，结合所学知识，制作一份肺结核防控知识宣传手册，要求图文并茂、文字简洁、通俗易懂。

任务评价

请评价人员根据表5-1对上述任务实施情况进行评价。

表5-1 任务实施评价表

考核内容	评价标准	分值	评价得分		
			自评分	互评分	师评分
知识与技能考核	能够认识到肺结核对公众健康造成的不良影响	20			
	能够准确描述肺结核的传播途径、症状和防控措施	30			
	制作的宣传手册图片精美、语言简练	10			
综合素养考核	能够积极为公众健康献言献策，展现当代青年人的时代风采	20			
	具备科学应对风险挑战的意识和能力	20			
合计		100			
总分（自评分×20%＋互评分×20%＋师评分×60%）					

任务二
科学有序，救难解困——熟悉灾害事故的现场急救方法

任务导入

2008 年 5 月 12 日，一场震级达 8.0 级的特大地震无情地袭击了神州大地。汶川，这个美丽、富饶的西南小县承受了莫大的伤痛——共计造成 69 227 人遇难，17 923 人失踪，374 643 人不同程度受伤，1 993.03 万人失去住所，受灾总人口达 4 625.6 万人，造成直接经济损失 8 451.4 亿元。时至今日，人们仍然没有遗忘那场大自然的浩劫，并将 5 月 12 日定为"全国防灾减灾日"。

请思考： 假设你是当时地震现场的一名救助者，为抢救受灾人员，你会做好哪些工作？

知识讲解

一、自然灾害

（一）地震

地震是一种突发的地表震动现象，可造成大量房屋倒塌、大量人员伤亡。在地震灾害现场，伤员、被压埋人员众多，情况复杂，早期救助对抢救生命、减少伤残和死亡具有十分重要的作用。

1. 现场急救原则

（1）先多后少，即先救压埋人员多的地方。

（2）先近后远，即先救近处的人，不论是家人、邻居还是陌生人，不要舍近求远。

（3）先易后难，即先救容易获救的幸存者，以扩大互救队伍。

（4）先救青壮年和医务人员，以使他们在救灾中充分发挥作用。

（5）先救"生"后救"人"，即救援时应先使被压者头部暴露，并迅速清除其口鼻内的尘土，防止窒息，再行抢救。

（6）先救命后治伤，即一旦伤员的呼吸、心跳停止，应立即实施心肺复苏。

2. 现场急救方法

（1）科学组织：救助者必须掌握地震现场的特点，包括建筑物倒塌程度、可能受伤人数和地点，并选择安全的救护场地建立现场救护指挥站。

（2）全力营救：根据被困人员的呼喊声、呻吟声、敲击声或房屋结构，以及露在外面的肢体、血迹、衣服等迹象寻找被埋压人员的位置，然后根据情况采取适当的救援方法营救被困人员，如图5-7所示。

（3）挽救生命：对于那些一息尚存的危重伤员，应尽可能在现场进行抢救，然后迅速送往医院和医疗点。例如，迅速清除伤员呼吸道内的血块、黏痰、呕吐物及其他污物，解开其衣领和腰带，使其保持呼吸通畅；对呼吸、心搏骤停者，立即实施心肺复苏；对于有创伤、出血及骨折、关节损伤者，正确采取止血、包扎、固定等急救处理措施。

（4）预防余震：强烈的地震之后，短期内往往会有较强的余震，可能会使受到破坏的建筑物再次坍塌。因此，要积极预防余震灾害，保护好自身及他人安全，如搭建防震棚，如图5-8所示。

（5）心理支持：在救助现场，应体现人文关怀，积极开展心理救援工作。

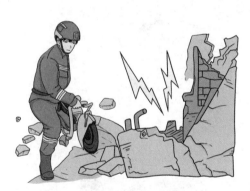

图5-7　注意寻找急救信号

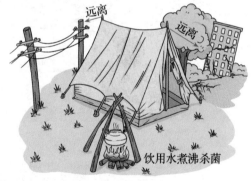

图5-8　搭建防震棚

 急救小贴士

（1）清除压埋阻挡物的同时应注意保护支撑物，且当挖掘接近人体时，最好用手一点点拨，不可用利器刨挖。

（2）对于埋压在废墟中时间较长的幸存者，救出后要用深色布料蒙上其眼睛，避免强光刺激。

（3）对于颈椎和腰椎受伤的伤员，施救时切忌生拉硬抬。

急救小助手

地震时的自救方法

1. 室内自救

（1）第一时间关闭明火、电源，以免地震挤压下发生爆炸、着火等，如图5-9（a）所示。

（2）寻找承重墙的墙根、墙角或坚实的家具旁等安全位置躲避，如图5-9（b）所示。

（3）保护好头部，尽可能用湿毛巾捂住口鼻，以防灰尘吸入引发窒息等情况，如图5-9（c）所示。

（4）当听到废墟外面有救援人员的声音时，用石块敲击能发出声响的物体，如身旁的水管或暖气管，如图5-9（d）所示。注意：不放弃呼救，但不可哭喊，以尽量保存体力。

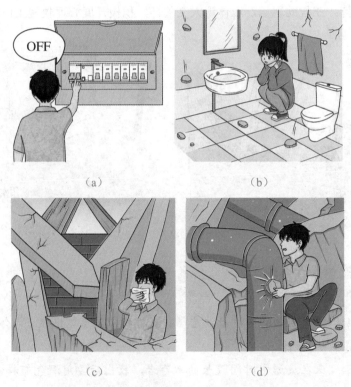

（a）　　　　　　　　（b）

（c）　　　　　　　　（d）

图5-9　地震时的室内自救方法

2. 户外自救

（1）不要随便返回室内，要就地选择开阔地蹲下或趴下，并注意避开高大建筑物、危险高耸物、电线杆、广告牌、街灯等危险物，如图 5-10 所示。

（2）身处大型公共场所时，要立即就地蹲下，并听从工作人员指挥，如图 5-11 所示。

（3）行驶中的汽车要立即靠路边停车，如图 5-12 所示。

（4）身处野外时，务必注意地震有可能引发的山崩、断崖落石或海啸等次生灾害，如图 5-13 所示。

（5）避难时尽量选择徒步，并尽量少携带物品。

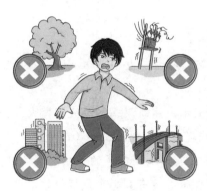

图5-10 避开危险物

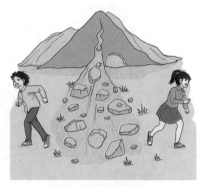

图5-11 听从指挥

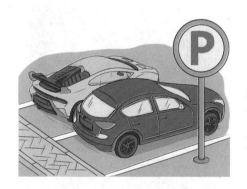

图5-12 路边停车

图5-13 防范次生灾害

3. 设法延长生存时间

（1）树立坚定的生存信念。

（2）不可乱喊乱动，以减少体力消耗。

（3）寻找一切可以维持生命的食物和水。

（4）设法包扎伤口。

（二）泥石流

泥石流（见图5-14）是指在山区或者其他沟谷深壑等地形险峻的地区，由暴雨、暴雪或其他自然灾害引发的携带有大量泥沙和石块的特殊洪流。泥石流发生突然，来势凶猛，常给经济建设及人民生命财产造成巨大损失。

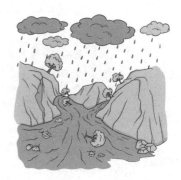

图5-14　泥石流

 急救小助手

如何判断是否发生了泥石流？

在通过天气预报得知有暴雨的前提下，可以根据一些前兆来判断是否发生了泥石流。

第一是看。若观察到河（沟）床中正常流水突然断流或水流突然增大并伴有较多的柴草、树木，可确认河（沟）上游已形成泥石流，如图5-15（a）所示。

第二是听。若深谷或沟内传来类似火车轰鸣声或闷雷声的声响，哪怕极其弱，也应认定泥石流正在形成。若沟谷深处变得昏暗并伴有轰鸣声或轻微的震动声，说明沟谷上游已发生泥石流，必须迅速离开，如图5-15（b）所示。

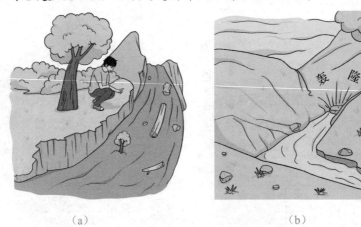

（a）　　　　　　　　　　　　　　（b）

图5-15　泥石流发生的前兆

发生泥石流时，可按以下方法展开救援：

（1）若身处非滑坡山体区，要做好自身安全防护，并尽可能将灾害发生的详细情况迅速报告相关政府部门和单位，积极寻求救援，而不可只身前去抢险救灾。

（2）若身处滑坡山体区，应指导周边人员立刻往与泥石流成垂直方向的两边山坡上爬，并且不要停留在凹坡处，或就近逃生到树木生长密集的地带，但不要上树躲避，如图5-16所示。

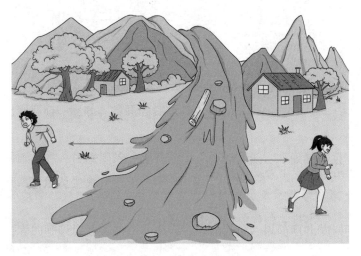

图5-16　发生泥石流时的逃生方法

（3）积极营救压埋在泥浆或倒塌建筑物中的人员，并在救出后立即将伤员转移至安全地带实施急救处理。例如，清除伤员口鼻、咽喉内的泥沙及痰、血等，解开其衣领和腰带，使其保持呼吸通畅；对呼吸、心搏骤停者，立即实施心肺复苏；对于有创伤、出血者及骨折、关节损伤者，立即采取止血、包扎、固定等急救处理措施或送医疗点抢救治疗。

 急救小贴士

（1）提醒在泥石流多发地区的居民要随时注意暴雨预警预报，提前选好躲避路线，避免到时措手不及，同时要留心周围环境，尤其要警惕远处传来的土石崩落、洪水咆哮等异常声响。

（2）在上游地区的人，如果发现了泥石流征兆，应设法立即通知泥石流可能影响的下游村庄、学校、厂矿等，以便下游地区的人能及时躲避泥石流。

（3）在穿越沟谷时，应先观察周边环境，确定安全后方可穿越。

（4）千万不要在泥石流中横渡。

（5）撤出危险区后，千万不要返回。

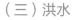

（三）洪水

洪水（见图5-17）是指河湖在较短时间内发生的流量急剧增加、水位明显上升的水流现象，具有很大的自然破坏力。

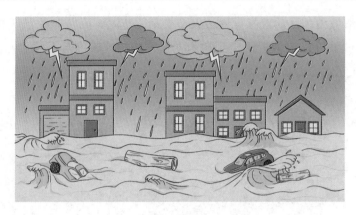

图5-17　洪水

发生洪水时，可按照以下方法展开救援：

（1）若时间充裕，可组织人员按照预定路线有组织地向山坡、高地等处转移；若被洪水包围，可利用船只、木排、门板等做水上转移；若来不及转移，则告知周围的人就近迅速往山坡、高地、楼房高层等地避险，或者立即爬上屋顶、大树、高墙等地势高的地方做暂时避险，并设法尽快与当地政府防汛部门取得联系，报告被困人员的方位和险情，积极寻求救援，如图 5-18 所示。

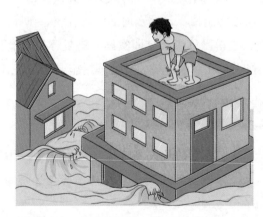

图5-18　屋顶紧急避险

（2）如洪水继续上涨，被困人员暂避的地方已难自保，可迅速找一些门板、桌椅、木床、体积大的塑料桶等具有一定浮力的物品捆绑在一起，扎成逃生筏（务必先检查逃生筏能否漂浮），来帮助人员逃生。

（3）设法救助淹溺者，可向其扔抛救生圈、绳索、泡沫板、木板、树干、树枝等救援物，将其转移至陆地或船上后迅速进行现场急救。

（4）对有外伤者，要针对其伤情、受伤部位迅速采取有效的急救措施，以免伤情进一步发展。

（5）条件允许时，迅速将伤员送往医院救治。

急救小贴士

（1）汛期到来尤其是暴雨来临时，应及时收听、收看气象部门发布的气象预报，并根据预报采取相应的防御措施，同时可以准备一些饮用水和食物，以及手电筒、打火机、哨子等可以发出求救信号的物品。

（2）发生洪水时，尽量避免涉水、游泳逃生，而应留在安全地带等待救援，或等待水位下降后再转移。转移时须远离高压线塔和折断的电线。

发生洪水时，如何自救

（3）在户外积水中行走时，最好贴近建筑物行走，以防跌入下水道、地坑等。

（4）当车辆在洪水中熄火时，应弃车逃跑。

（5）如果不幸被卷入洪水中，不要惊慌，先尽可能抓住固定的或能漂浮的东西，再寻找机会逃生或等待救援。

（6）洪水过后，及时遵医嘱服用预防流行病的药物，做好防疫。

二、人为灾害

（一）交通事故

车辆、船舶、飞行器在运行中发生的造成人员伤亡和财产损失的事故，统称为交通事故（见图5-19）。交通事故是最常见的人为灾害，其发生频率高，致死率和致残率高。

交通事故的急救常识

发生交通事故时，可按照以下方法实施救援：

（1）积极维护现场秩序，并及时拨打120和110。

（2）确保现场环境安全，防止其他危险再度发生。例如，设置提醒标志、使用灯光或反光背心等，以防其他来往车辆的伤害，如图5-20所示；注意失事车辆是否关闭引擎、是否会燃烧或爆炸，周边是否存在落石、坍塌危险等。

 急救小贴士

《中华人民共和国道路交通安全法实施条例》第六十条规定：机动车在道路上发生故障或者发生交通事故，妨碍交通又难以移动的，应当按照规定开启危险报警闪光灯并在车后50米至100米处设置警告标志，夜间还应当同时开启示廓灯和后位灯。

《中华人民共和国道路交通安全法》第六十八条规定：机动车在高速公路上发生故障时，应当依照本法第五十二条的有关规定办理；但是，警告标志应当设置在故障车来车方向一百五十米以外，车上人员应当迅速转移到右侧路肩上或者应急车道内，并且迅速报警。机动车在高速公路上发生故障或者交通事故，无法正常行驶的，应当由救援车、清障车拖曳、牵引。

（3）查看伤员的伤情，并根据伤情进行现场救护。例如，对严重出血者，及时采取压迫止血、填塞止血、止血带止血等方法迅速止血；对四肢骨、关节损伤者，应在现场加以固定；对呼吸、心跳停止者，立即实施心肺复苏。需要注意的是，切勿立即移动伤员，除非处境会危害其生命（汽车着火等）。若遇伤员被挤压、夹嵌在事故车内时，要尽量避免暴力硬拉等方法，应等待专业救援人员到达现场后使用合理的方法实施救援。

（4）在现场安全和伤员的伤情得到控制后，正确搬运伤员，特别要注意脊柱损伤的伤员。

（5）迅速将伤员送往医院救治。

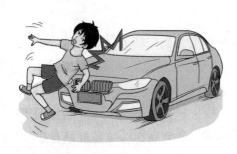

图5-19　交通事故

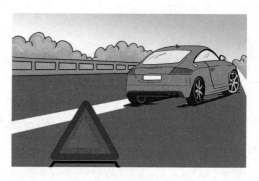

图5-20　设置提醒标志

（二）踩踏事件

踩踏事件是指大量人流在拥挤空间活动时，因某些原因发生秩序混乱，导致人群互相推挤踩踏的事件。

发生踩踏事件时，可按照以下方法实施救援：

（1）设法维护好现场秩序，为伤员的及时救治创造合适的环境。

（2）向周围大声呼救，请求支援，同时立即拨打急救电话，并及时反馈现场的方位、伤员数量、伤情程度、处理情况等信息。

（3）在医务人员到达现场前，先对伤情严重的人员进行急救处理。例如，对发生骨折的人员进行临时固定；对呼吸、心跳停止者，立即进行心肺复苏。

（4）条件允许时，迅速将伤员送往医院救治。

急救小助手

踩踏事件的防范与自救

（1）去往公共场所时，先了解地形，熟悉紧急出口的位置。

（2）发现有人群朝自己而来，应尽量避开，躲在一旁，等人群离开后再行动。

遇踩踏事件时，
如何自救

（3）一旦进入人群，不要在人流中停下，更不要逆人流行进，也不要贸然提鞋、捡东西、系鞋带，否则易被推倒，而应保持镇定并稳住重心，尽量向侧方移动，逐渐移出人流。如果可以，也可抓紧身边牢固的物体。

（4）人群异常拥挤时，左手握拳，右手握住左手手腕，双肘撑开平放胸前，以形成一定的空间来保证呼吸。

（5）前面的人摔倒时，应停止前行并大声呼救，告诉后面的人不要靠近。

（6）一旦摔倒，应争取迅速站起来。若起不来，则迅速将两手十指交叉相扣护住后脑和颈部，两肘向前护住双侧太阳穴，双膝前屈护住胸腔和腹腔的重要脏器，如图5-21所示。然后侧躺在地，并设法靠近墙角。

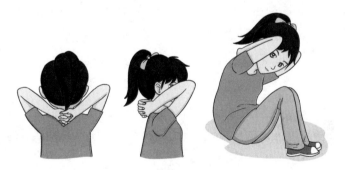

图5-21 摔倒时的自救姿势

（三）火灾

火灾是指在时间或空间上失去控制的灾害性燃烧现象，是最经常、最普遍地威胁公众生命安全和财产安全的主要灾害之一。

火灾的现场急救包括救人和灭火两个方面，而"救人第一"是火灾现场急救的总原则，同时，为维持生命、减少残疾、遏制伤情恶化，救人时应遵循"先重后轻、先急后缓、先救命后治伤"的原则。具体急救方法如下：

（1）立即呼救：发现火情后，立即呼喊周围人员参与到灭火、救人和报警中来。

（2）确保安全：救助者在火灾现场进行急救前，应先进行现场环境安全评估，做好自身防护，避免自身伤亡。

（3）迅速转移：火灾发生后，应迅速转移伤员，将伤员置于安全、通风处。

（4）烟雾中毒急救：清除伤员口鼻内的分泌物和炭粒，保持其呼吸道通畅，有条件者可给予吸氧。对呼吸、心跳停止者，立即实施心肺复苏。

（5）烧伤急救：检查有无烧伤，并给予相应急救处理。

（6）外伤急救：若有人员从高处跳下或坠落，可能会伤及多个系统和器官，此时应按外伤急救原则进行救助。

（7）转送护理：做好上述急救处理后，应尽快将伤员送至医院救治。

（8）灭火：依据燃烧物的性质、燃烧特点及火灾现场的具体情况，选取正确的灭火方法。① 冷却灭火法，即将灭火剂直接喷洒在燃烧物上，使燃烧物的温度降到燃点以下，从而使燃烧停止，如用消防栓灭火，如图5-22所示。② 窒息灭火法，即阻止空气流入燃烧区，或用不燃气体冲淡空气中氧气的含量，使火得不到足够的氧气而熄灭，如用湿的衣服、被褥、麻袋等覆盖在燃烧物上灭火，或使用二氧化碳灭火器等进行灭火。③ 隔离灭火法，即将燃烧物与周围的可燃物隔离，中断可燃物供给，从而使燃烧停止，如关闭设备或管道上的阀门，阻止可燃气体或液体流入燃烧区。④ 抑制灭火法，即将足量的化学灭火剂喷射在燃烧物上，使灭火剂抑制和中断燃烧反应，如用干粉灭火器进行灭火，如图5-23所示。

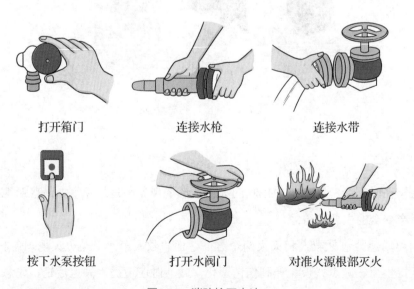

打开箱门　　　　　　　连接水枪　　　　　　　连接水带

按下水泵按钮　　　　　打开水阀门　　　　　　对准火源根部灭火

图5-22　消防栓灭火法

提起灭火器

拔下保险销

用力压下手柄

对准火苗根部扫射

图5-23　干粉灭火器灭火法

急救小贴士

以下火灾不能用水扑灭：

（1）电器起火：在无法断电的情况下不能用水或泡沫扑救，因为水和泡沫都能导电，而应使用二氧化碳灭火器、干粉灭火器或者干沙土进行扑救，且灭火时要与电器设备和电线保持2米以上的距离。

（2）油锅起火：油的密度比水小，会在水面上漂浮，用水灭火无法起到隔绝氧气的作用，而且水沸腾后会使油水四处飞溅，反而会加大火势，所以不可用水灭火，而应迅速关闭燃气阀门，盖上锅盖或大块湿布来灭火，也可把切好的蔬菜倒入锅中灭火。

（3）汽油起火：汽油的密度比水小，如果汽油着火用水扑救，密度大的水往下沉，密度小的汽油往上浮，浮在水面上的汽油会继续燃烧，并且汽油会随着水到处蔓延，扩大燃烧面积，危及周围物品和建筑的安全，因此应使用泡沫灭火器、二氧化碳灭火器或干粉灭火器进行灭火。

急救小助手

火灾发生时的自救方法

1. 临危不乱，扑灭小火

当发生火灾时，如果火势不大，应立即采用快速有效的方法将小火扑灭，千万不要惊慌失措，置小火于不顾而酿成大灾。如果发现火灾时，火势已很大，自己很难扑救，则应立即报警。

2. 善用通道，勿入电梯

逃离火灾现场时，要沿着标示有"安全出口"的通道逃生。高层建筑逃生时要使用楼梯，切忌使用普通电梯逃生，如图5-24所示。

3. 保持镇静，迅速撤离

面对浓烟和烈火，要强令自己保持镇静。当火势不大时，要尽量往楼层下面跑。若通道被烟火封阻，则应背向烟火方向离开，逃到天台、阳台处。

4. 简易防护，捂鼻匍匐

撤离时可用浸湿的棉被、棉大衣、毛毯等将头和身体裹住，用湿毛巾捂住口鼻，并尽量将身体贴近地面或弯腰前进，以防烟雾中毒，如图5-25所示。

5. 大火袭来，固守待援

假如已感房门烫手，说明大火已袭近。这时，一定要关紧门窗，向门窗上浇水，并用湿毛巾、湿布等塞堵门缝，或用水浸湿棉被蒙住门窗，以防烟火侵入，然后耐心等待救援人员到来。

6. 发出信号，等待救援

及时发出求救信号（敲打物体、挥动布条、投掷软物等），引起救援人员的注意。在将要失去知觉前应努力滚到墙边，以便消防人员寻找、营救，因为消防人员进入室内都是沿着墙壁摸索前进的。

7. 缓降逃生，滑绳自救

高层住宅、写字楼着火时，可利用高空缓降器或救生绳逃生。必要时（楼房不超过10米，三层及以下楼层）也可用床单、窗帘、衣服等连接成简单的救生绳，并用水打湿，从窗台或阳台沿绳缓滑到下面楼层。切忌盲目跳楼逃生。

8. 不贪财物，不入险地

身处险境，应尽快撤离，不要浪费时间在穿衣或寻找、撤离贵重物品上。已经逃离火场的人员，切勿重返险地。

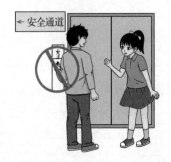

图5-24　勿入电梯

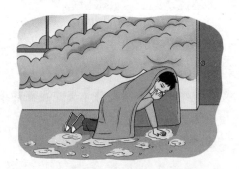

图5-25　捂鼻匍匐逃离

任务实施

灾害事故现场急救宣传卡集制作

实施步骤如下：

（1）将全班同学分成若干小组，每组 4 ～ 6 人，并选出 1 名负责人。

（2）由小组负责人对组内事务进行分配，可选 2 ～ 3 人负责整理常见自然灾害和人为灾害现场急救的宣传内容，选 2 ～ 3 人负责制作卡集的美术部分。注意：卡集应简洁明了、图文并茂，可用电脑软件制作，也可手绘。

（3）将制成的卡集在班内进行展示，并由全班同学投票选出"最具创意卡集"。

任务评价

请评价人员根据表 5-2 对上述任务实施情况进行评价。

表5-2　任务实施评价表

考核内容	评价标准	分值	评价得分		
			自评分	互评分	师评分
知识与技能考核	能够准确汇总常见自然灾害和人为灾害的现场急救方法	30			
	组内事务分配合理，小组各成员均积极、有序地参与活动	20			
	卡集制作精美，反响热烈	10			
综合素养考核	个人防灾救灾意识和社会责任意识强，珍爱生命，勇于担当	20			
	能够体现出自身不畏困难、直面灾害的勇气，以及沉着冷静、临危不乱的急救作风	20			
合计		100			
总分（自评分 ×20% ＋互评分 ×20% ＋师评分 ×60%）					

项目检测

一、单项选择题

1. 下列关于地震现场急救原则的描述，错误的是（　　）。

    A．先多后少　　　　　　　　　B．先近后远

    C．先难后易　　　　　　　　　D．先救命后治伤

2. 遇到踩踏事故置身人群中时，正确的做法是（　　）。

    A．保持镇定，立即蹲下并拨打 110

    B．保持原位置，随人流移动

    C．立即避到一旁，逆人流前行

    D．左手握拳，右手握住左手手腕，双肘撑开平放胸前

3. 使用二氧化碳灭火器进行灭火属于（　　）。

    A．冷却灭火法　　　　　　　　B．窒息灭火法

    C．隔离灭火法　　　　　　　　D．抑制灭火法

4. 遇到火灾时，下列做法错误的是（　　）。

    A．用湿毛巾捂住口鼻弯腰前行

    B．向安全出口方向逃生

    C．用灭火器对准火焰上部喷射灭火

    D．先对伤者做急救处理，再将其送至医院救治

二、判断题

1. 发生泥石流时，若身处滑坡山体区，应立刻往与泥石流成垂直方向的两边山坡上爬。

    （　　）

2. 发生交通事故时，应在车后 100 米以外设置警告标志。　　　　（　　）

3. 遭遇拥挤的人流，若鞋子不小心被踩掉，应立即弯腰捡拾鞋子，以免脚被踩伤。

    （　　）

三、简答题

1. 简述肺结核的应急处置方法。

2. 地震现场急救的原则有哪些？

3. 遇交通事故时，应如何实施救援？

项目评价

表5-3　项目学习成果评价表

班级			组号	
姓名			学号	
项目名称				

评价项目	评价标准	分值	评分	
			自评分	师评分
知识	知悉流行性感冒、肺结核、严重急性呼吸综合征的主要症状	10		
	掌握流行性感冒、肺结核、严重急性呼吸综合征的应急处置方法	15		
	掌握地震、泥石流、洪水、交通事故等灾害事故的现场急救方法	15		
技能	能够科学地处置传染病事件和灾害事故	15		
	能够积极宣传传染病应急处置知识和防灾减灾知识	15		
素质	对本项目内容兴趣浓厚，能够积极思考，主动学习	10		
	具有团队精神，积极参与任务，与小组成员配合良好	10		
	社会责任感强，具有守护公众生命健康安全的意识	10		
合计		100		
总分（自评分 ×40% ＋师评分 ×60%）				
自我评价				
教师评价				

参考文献

[1] 邹晓平，杜国平，秦红. 现场急救［M］. 3 版. 苏州：苏州大学出版社，2018.

[2] 窦英茹，张菁. 现场急救知识与技术［M］. 北京：科学出版社，2018.

[3] 郭茂华，王辉. 急救护理学［M］. 北京：人民卫生出版社，2018.

[4] 张波，桂莉. 急危重症护理学［M］. 4 版. 北京：人民卫生出版社，2017.